“歩く力”を落とさない！

新しい「足」のトリセツ

日本で唯一の「足」の総合病院
下北沢病院医師団

日経BP

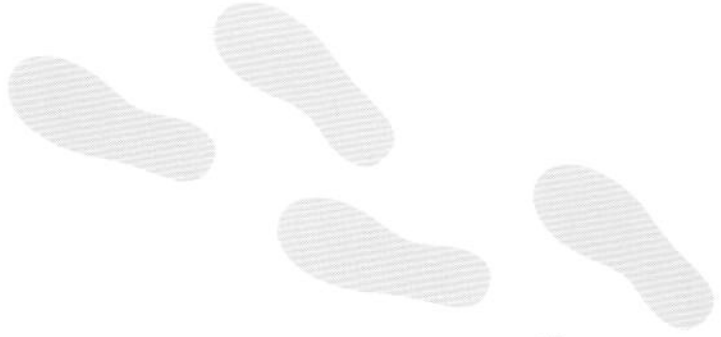

はじめに

歩き続けることで〝歩く力〟を保つ

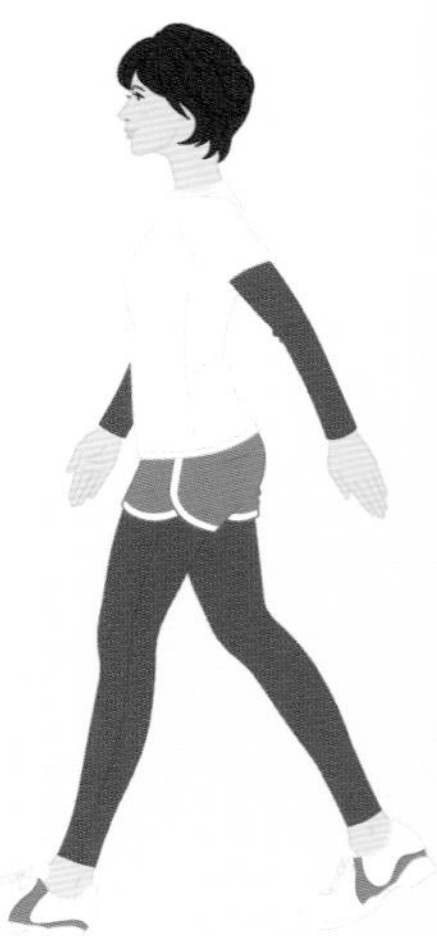

最近、自分の「足」をご覧になりましたか？

目の前にあって、視界に入ってくる「手」と異なり、ついついおざなりになる「足」。

しかし、ちょっとした靴ずれでも、体重をかけるたびに痛み、「足」の重要性に気づかされた経験はないでしょうか？

本書は、そんな「足」をできるだけ健康に保ち、また、長く歩き続けられるために役立つ方法をまとめました。

著者は、日本で唯一、「足」を専門的に治療する総合病院、下北沢病院の医師と理学療法士です。

歩くことは、最高の健康法であり、「●●へ行きたい」をかなえる人間の移動機能でもあります。

その妨げとなる「足」の痛み、不具合をできるだけなくしたい――、私たちはそう考えています。

日本では一般に水虫は皮膚科、外反母趾《ぼし》なら整形外科、下肢静脈瘤《りゅう》は血管外科……というように、足の病気が各科に分かれています。だから、患者さん自身が症状から判断し、受診する診療科を決める必要があります。しかし、下北沢病院は、総合的に「足」を診ています。これは米国の足病医学（ポダイアトリー）流です。

米国には、足病医（ポダイアトリスト）という足を専門的に診る医師がいます。眼科医は目、歯科医は歯を専門的に診ますが、それと同様に、「足」を一つの部位ととらえて診るわけです。

下北沢病院の医師たちは、多くの人の「足」を守りたいという気持ちで、２０１６年、この新たな病院に参画しました。**その気持ちの中心には、「足を守ることは、健康寿命を延ばすことにつながる」という確信があります。**

人間は老いて、いろいろなことが少しずつできなくなります。医師の目から見ると、多くの人は、**人生の最後、３段の階段を下りていく**ことになります（P5の図）。まず、骨折などをきっかけに、歩けなくなる。すると自分でトイレに行くことが難しくなり、排せつに他人の力を借りる必要が出てきます。その次に自分で食べることができなくなり……、死を迎えます。

つまり、**まずできなくなるのが「歩行」**ということになります。だから、歩行＝歩くことを維持できれば、この階段を下り始めるのを遅らせることができるはずだと私たちは考えています。もちろん歩けなくなる要因は、股関節の骨折や、骨粗鬆症など、ほかにもありますが、足の痛みや不具合をきっかけに歩く機会が減る、という方は意外と多いのです。

また、私たちは診察を重ねるなかで、**「足」の耐用年数はおよそ50年**だと実感しています。耐用年数というと、「使えなくなるの？」と思うかもしれませんが、多くの人が何をしなくても元気なままでいられる年数とイメージしていただければと思います。

実際、50歳を境に足の不具合を訴える方がぐっと増えるのです。そう言うと、「基となるデータはあるのでしょうか？」とよく聞かれますが、最近「50歳を境に足が変わる」といった研究報告も出てきました。人生１００年時代、だからこそ、長く使える足のために、セルフケアは必要なのです。

理事長の私は、皮膚科医として米国の留学時、ある老年内科の医師に助手としてつ

年齢とともに落ちる機能

まず歩行に問題が出ることから

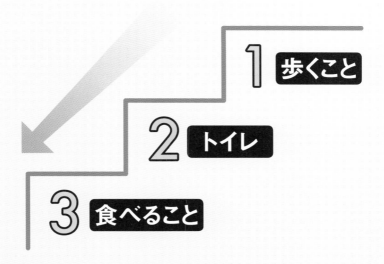

人生の最後の3つの階段。まず初めに歩行ができなくなり、次に排せつができなくなり、自分で食べられなくなり、死に至る。歩ける状態を続けることが健康寿命を延ばすために大切だ。

いたのが、足病医学を学ぶ発端でした。その医師は、必ずといっていいほど、外来を受診した高齢患者さんの診察を足病医に依頼しました。そこで、足病医は、患者さんの「足」に傷がないか、変形はないか、爪の状態はどうかとチェックし、さらに「歩行」動作に問題がないか調べました。

そのとき、**「足」と「歩行」の状態が、人が元気に生きるうえで、非常に重要な要素だ**と気づきました。その経験が日本に「足」の病院をつくりたいと考えたきっかけです。

院長の菊池守も米国留学時に足病医に出会い、足の診療に興味を持ち、チームに加わりました。「足は人の運動、生活、そして健康を支える基盤。足を守ることはその人の人生を守ることだ」と考えています。

また、糖尿病が悪化すると、足に潰瘍ができ、切断せざるをえない状況になることがあります。当院の整形外科医である菊池恭太は、糖尿病の患者さんの足の切断を目の当たりにしてきました。「足を失う」という深刻な事態を未然に防ぎたいと、足病医学を学び、この病院で診療しています。

下北沢病院では、こういった各科の専門を持ちつつ、全員が足の病気を熟知し、チームで患者さんの「足」を守ることに尽力しています。

本題に戻しましょう。では、歩くことを維持するにはどうすればいいのでしょうか。意外に思われるかもしれませんが、**毎日歩き続けることが一番の対策**です。歩行機能を維持するためには、歩行し続けること。使わなければ、機能は退化します。だから、一日一定の時間をウオーキングに費やしてほしいと思っています。

「健康維持のためには1日8000歩が理想的」という日本の研究データがあります。「1万歩歩かないといけないのでは？」という方には「8000歩でいい」とお答えしますし、まったく歩いていない方に歩数について尋ねられれば、「8000歩が目標です」などとお伝えしていますが、歩数にそれほどこだわることはありません。快適に痛みなく歩き続けられるなら、どんどん歩きましょう。逆に痛みが出たら無理をせず、休みを入れてください。

そして、そんなふうに歩き続けるために必ずしてほしいセルフケアがあります。

私たち下北沢病院の医師たちが共通して勧めている最も基本的なこと――

それが「アキレス腱伸ばし」です。

外反母趾、扁平足《へんぺい》、足底腱膜炎、冷え、むくみ……足にまつわるさまざまな病気や不調を防ぐ、悪化させないために、まず続けてもらいたいと、多くの患者さんたちに「アキレス腱伸ばし」を運動療法の一つとしてお教えしています。

これも足病医学の考え方が基となっています。足を「歩くという動作」のなかでとらえると、足に負担をかける要因がアキレス腱の硬さ、ということがわかるからです。

詳細は後述しますが、**アキレス腱が硬い**と、歩く際にすねが前に倒れなくなります。すねが前に倒れないと、**足に大きな負荷がかかり、変形にもつながるのです。**そして、無理をして歩き続けると、さらに変形が進行するのです。

一方で、アキレス腱はふくらはぎの筋肉につながっています。アキレス腱が硬いと、ふくらはぎの筋肉をしっかり使えず、脚の血行が悪くなる原因にもなります。つまり、むくみや冷えなどにも関わるというわけです。

ぜひ、まずは「アキレス腱伸ばし」を日課にしてください。

それが私たち、足を守る医師からの最もシンプルなメッセージです。

もちろん、個別の足の悩みがあれば、その進行を防ぐ足のケアを続けてください。新型コロナウイルスの影響で歩数が減り、その結果、体力が落ちた方も多いでしょう。自由にしっかり歩けるときに備え、ぜひ足を元気に保ってください。

左から
下北沢病院
理事長 久道勝也
副院長 長﨑和仁
富田益臣
田邉谷徹也
菊池恭太
院長 菊池 守

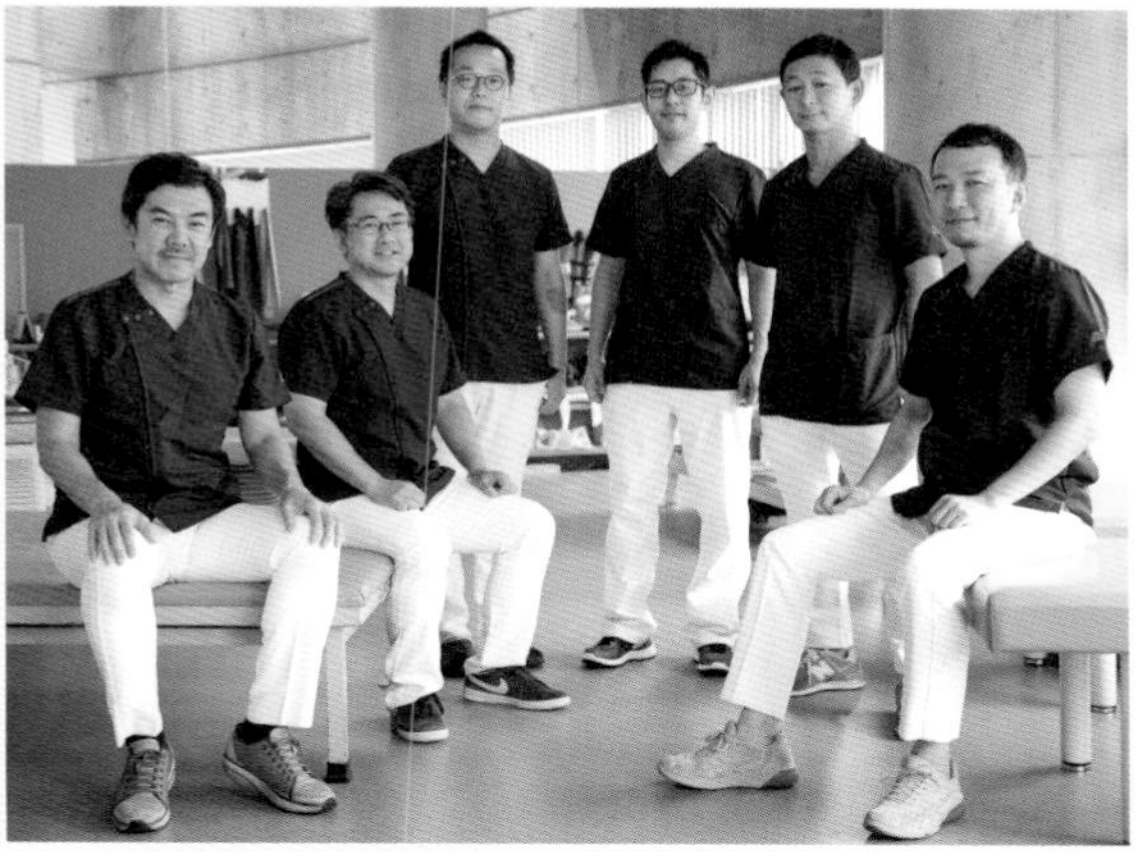

本書は、足のケアを解説した「足」の〝トリセツ〟であり、水虫、巻き爪、外反母趾、下肢静脈瘤……など「足の悩み」の〝トリセツ〟ともなっています。後半は、それぞれの疾患の特徴、治療法などもご紹介します。ぜひ、ご自身と家族の「足」を守る参考にしてください。

下北沢病院
理事長　久道勝也

Contents

“歩く力”を落とさない 新しい「足」のトリセツ

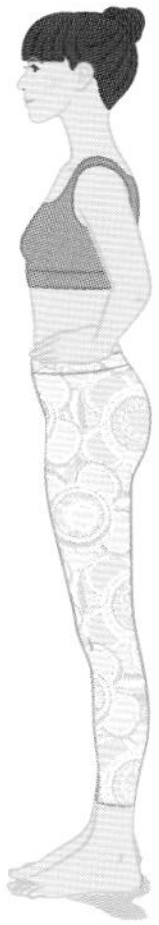

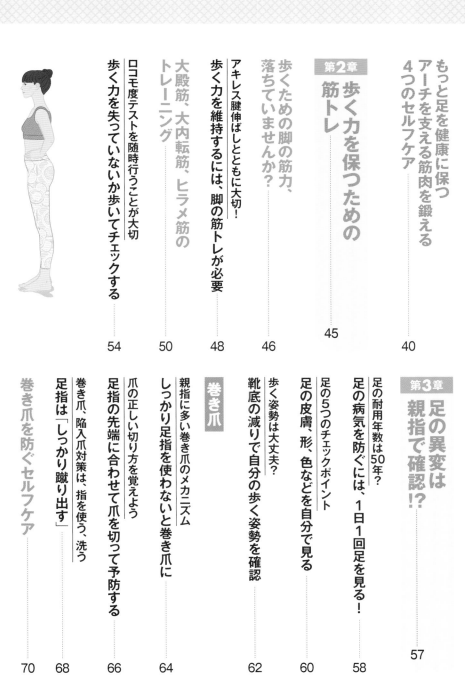

外反母趾

水虫

タコ、ウオノメ

カサカサ

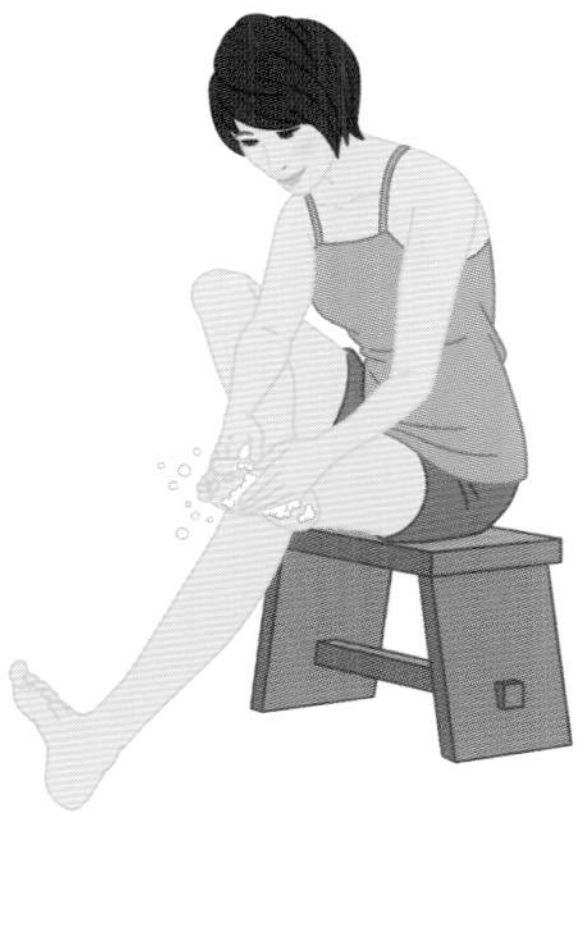

久道勝也……皮膚科
菊池 守……形成外科
長﨑和仁……血管外科
菊池恭太……整形外科
富田益臣……糖尿病内科
田邉谷徹也……リウマチ科
武田直人、関 希未……リハビリテーション科

編集協力／赤根千鶴子、柳本 操
イラスト／内山弘隆
グラフ／増田真一

写真は注釈がない限り、下北沢病院、
また、情報は2020年11月時点のもの。

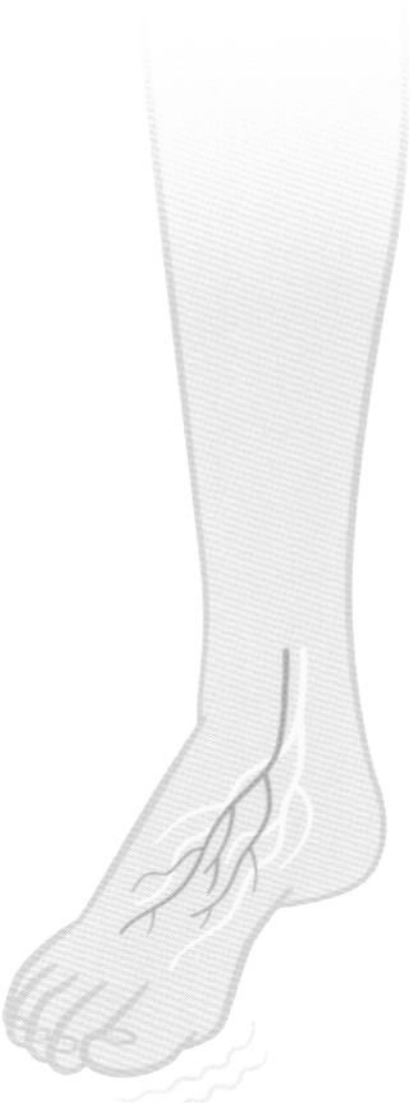

足は繊細でガマン強い！

私たちの体重を支え、
そして歩いたり、走ったりすることができるよう
「足」はほかの部位にない特徴を持っています。
繊細なのにガマン強い足の特徴と、
それゆえに起こりやすいトラブルを紹介します。

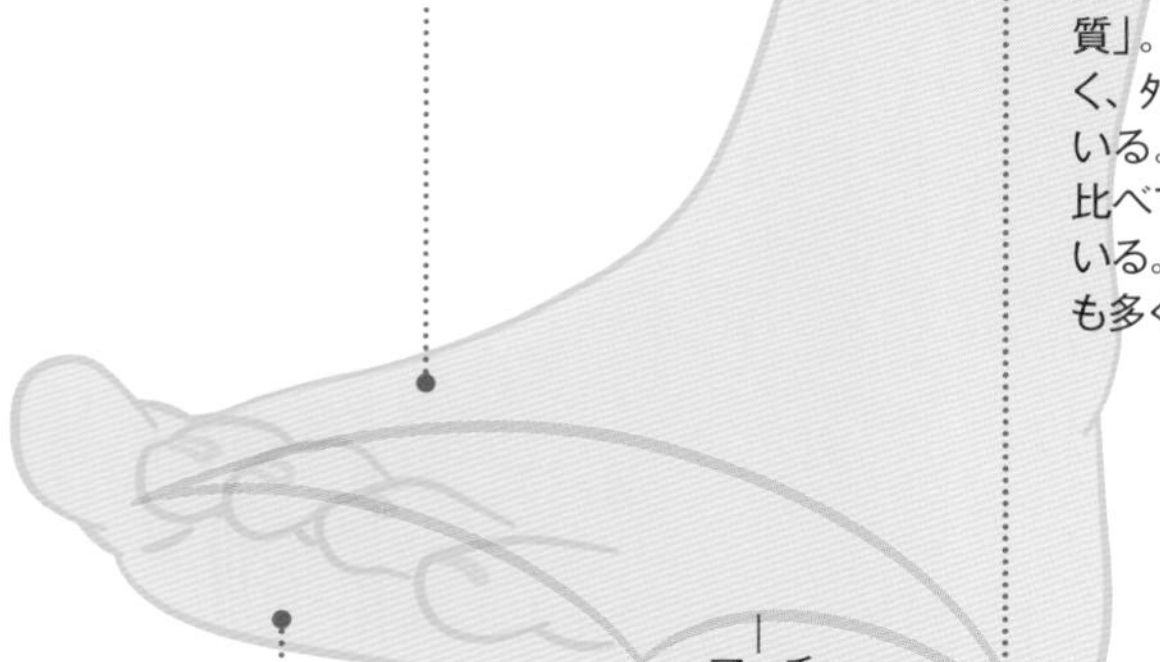

26個の骨でできている

足の骨は7個の足根骨と5個の中足骨、そして14個の趾骨と、26個もの細かい骨で構成されている。それによって、歩行という複雑な足の動きを支えている。

角質が最も厚い

皮膚の最も外側にある「角質」。これが体の中で最も厚く、外的な刺激に強くなっている。角質が薄いまぶたに比べて20〜50倍といわれている。一層が分厚く、層の数も多くなっている。

50代以降は脂肪のクッションが減る

足裏の脂肪はクッションの役割も果たしているが、50代以降は、足指付け根の下にある脂肪のクッションのボリュームが減り、衝撃を吸収しにくくなるため、足に受ける圧力が大きくなる。また、足首の柔軟性も落ちてくる。

1日に3000回もたたきつけられる

女性の1日の平均歩数は6000歩程度。だから、片足は1日に3000回ほど、地面にたたきつけられることになる。

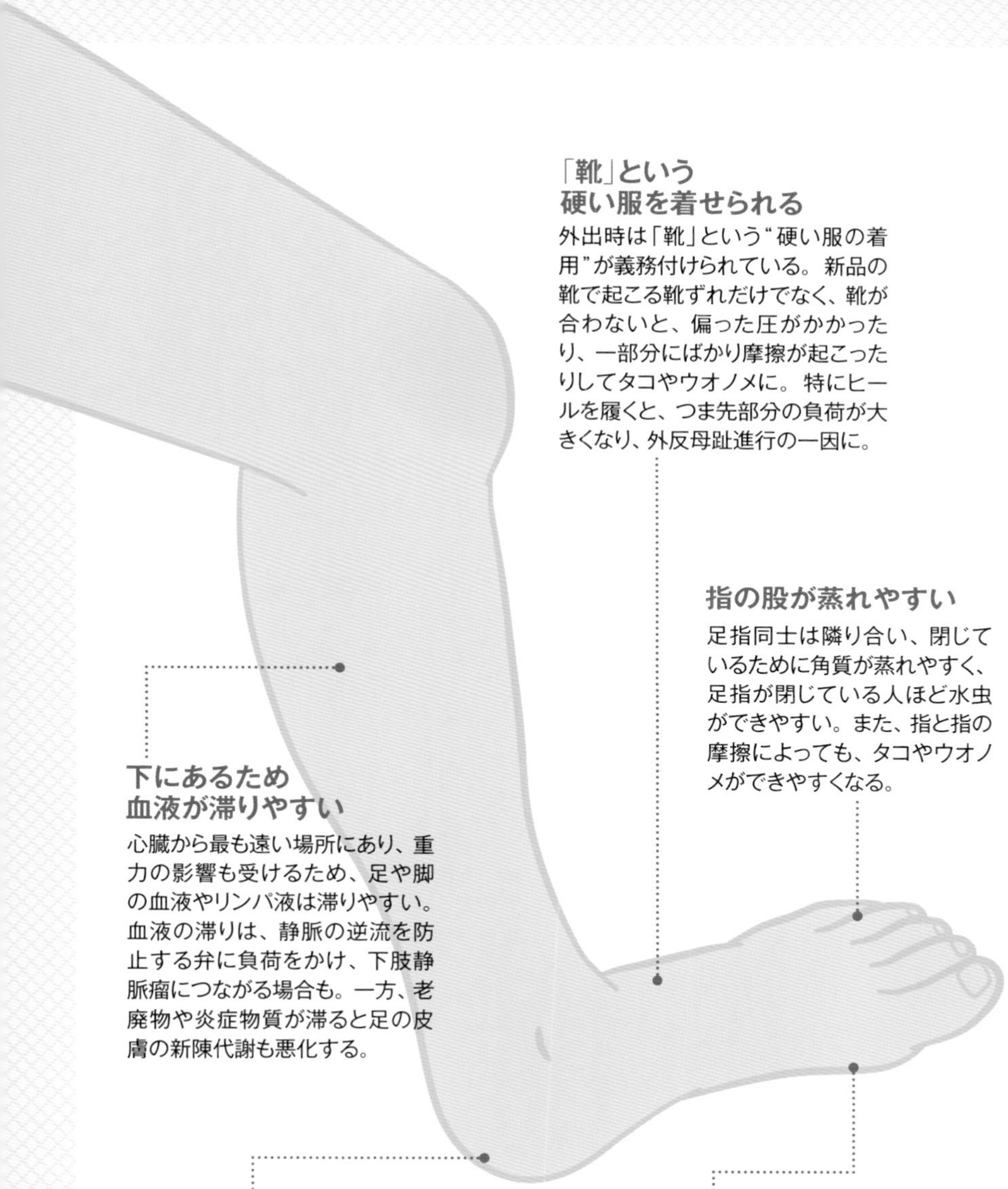

「靴」という 硬い服を着せられる

外出時は「靴」という"硬い服の着用"が義務付けられている。新品の靴で起こる靴ずれだけでなく、靴が合わないと、偏った圧がかかったり、一部分にばかり摩擦が起こったりしてタコやウオノメに。特にヒールを履くと、つま先部分の負荷が大きくなり、外反母趾進行の一因に。

指の股が蒸れやすい

足指同士は隣り合い、閉じているために角質が蒸れやすく、足指が閉じている人ほど水虫ができやすい。また、指と指の摩擦によっても、タコやウオノメができやすくなる。

下にあるため 血液が滞りやすい

心臓から最も遠い場所にあり、重力の影響も受けるため、足や脚の血液やリンパ液は滞りやすい。血液の滞りは、静脈の逆流を防止する弁に負荷をかけ、下肢静脈瘤につながる場合も。一方、老廃物や炎症物質が滞ると足の皮膚の新陳代謝も悪化する。

皮脂腺はなく、 乾燥しやすい

手のひらと同様、足の裏には毛が生えていない。そのため、毛根とセットになっている皮脂腺が存在しない。一方、たくさん汗が出るので、蒸れやすくなる。

女性で50~60kgほどの 体重を支える

足の骨は、縦方向と横方向に弧を描くように配置されている。このアーチ(右図)によって、体重を分散し、重い体を支えている。

本書の使い方

本書で伝えたいことを図解しました。
悩み別に、必要なページを参照し、役立ててください。

長く歩き続けたい！
「歩く力」を落とさないためには

歩くときに必要な筋肉を維持

脚の筋トレ

長く歩き続けるためには、足や脚の柔軟性だけでなく、筋力も必要。スクワットなど、脚やお尻を鍛える筋トレを習慣化。

→ 第2章（P50）

＋

足のトラブル予防に足首や足指を柔らかく

アキレス腱伸ばし

多くの足の悩みに効果的なのが「アキレス腱伸ばし」。足の健康のために行うなら、まずこれを。

→ 第1章（P22）

アーチを守る4つのセルフケア

アキレス腱伸ばしもアーチを守るために行うものだが、さらに、アーチを支える筋肉や腱膜をケアすると、足のトラブル予防になる。

→ 第1章（P40）

親指でしっかり蹴り出す

歩くときには、親指を使って蹴り出すことで、ふくらはぎの筋肉もしっかり使う。足指の機能も落としにくい。

→ 第3章（P71）

個別の足の悩みには

前半でメカニズムや対策を紹介。
後半のページで主な治療法を解説。

第1章

まずは「アキレス腱伸ばし」！

アキレス腱の柔らかさが足の健康に重要な理由とは

下北沢病院の医師たちが勧める「アキレス腱伸ばし」。
アキレス腱の柔軟性がなぜ必要なのか、
歩行メカニズムからその理由を解説します。

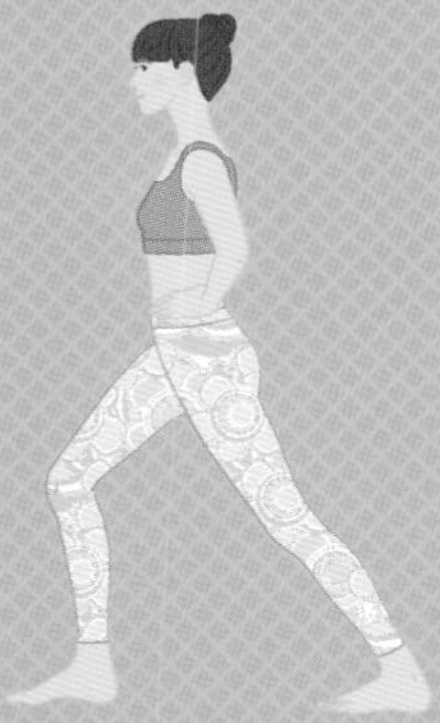

足の健康の要！
アキレス腱《けん》の
柔らかさを、
維持していますか？

まず、アキレス腱がしっかり伸ばせるかチェック！
アキレス腱が硬いと、
歩くときに、すねの骨が十分に前に倒れない。
すると、**足に負担**がかかり、
足の**トラブルのもと**になる。

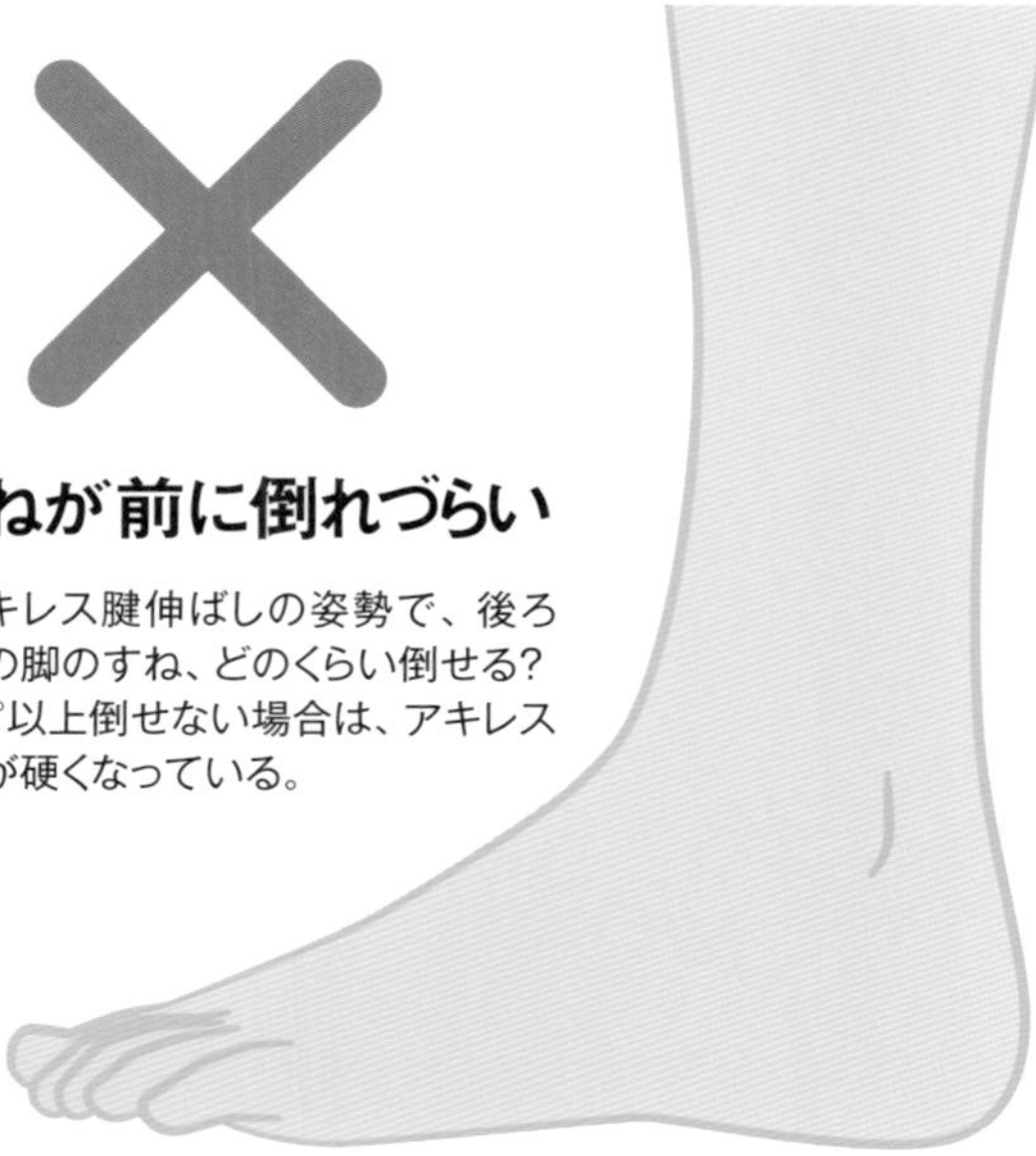

すねが前に倒れづらい

アキレス腱伸ばしの姿勢で、後ろ側の脚のすね、どのくらい倒せる？10°以上倒せない場合は、アキレス腱が硬くなっている。

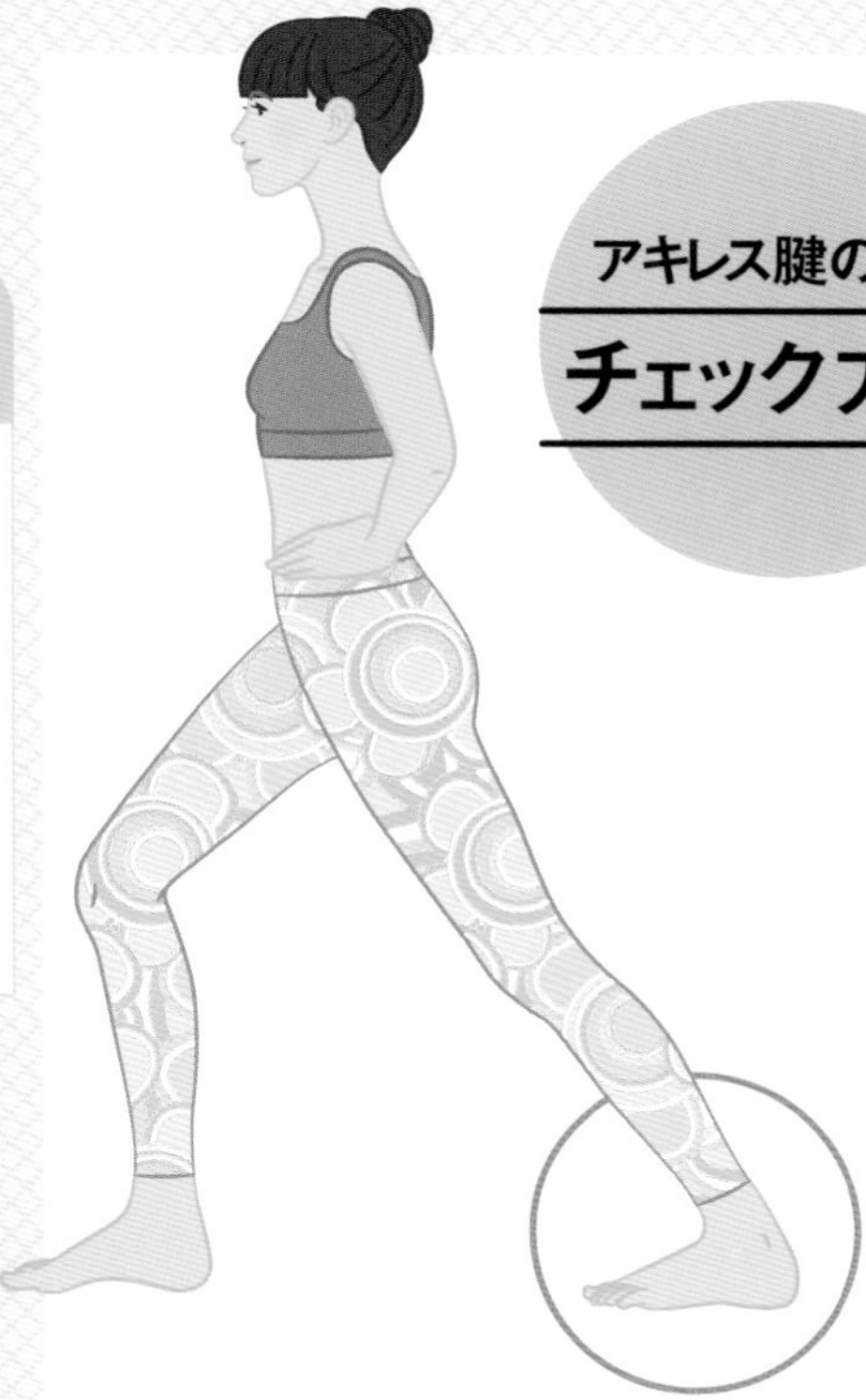

アキレス腱の硬さ チェック方法

まっすぐ立ち、「アキレス腱伸ばし」の要領で、足を一歩後ろに下げる。前側の足をゆっくりと曲げたとき、後ろのほうの脚のすねが10°以上倒せるかを確認する。

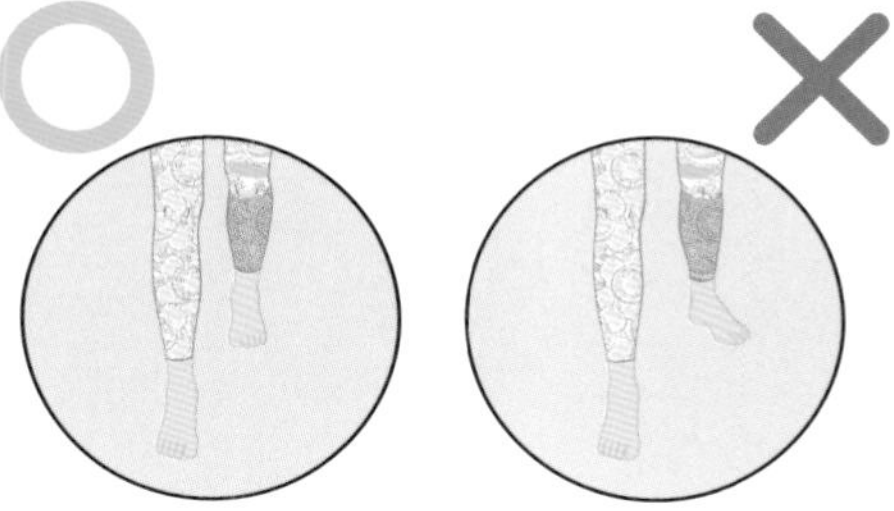

前から見たときに 足はまっすぐに

両ひざと両足の人さし指が正面を向いた姿勢で、すねが倒せているかが重要。さらに、かかともしっかり床面につけよう。

10°以上倒せる

すねが直立の状態から、
10°以上前傾できるとOK。
ひざを曲げずに前傾できるか、
確認を!

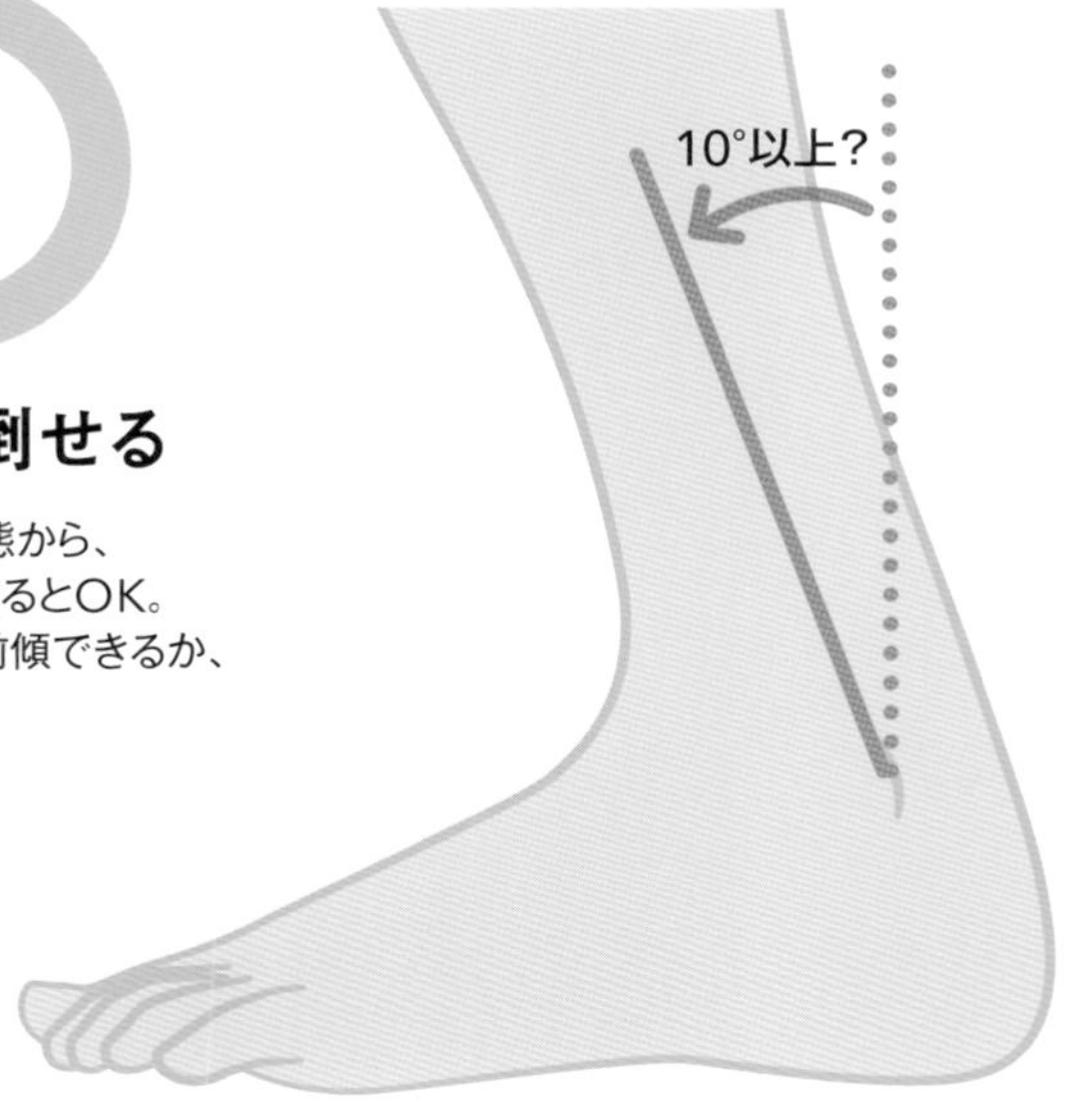

た人も
伸ばし」
を習慣にしよう

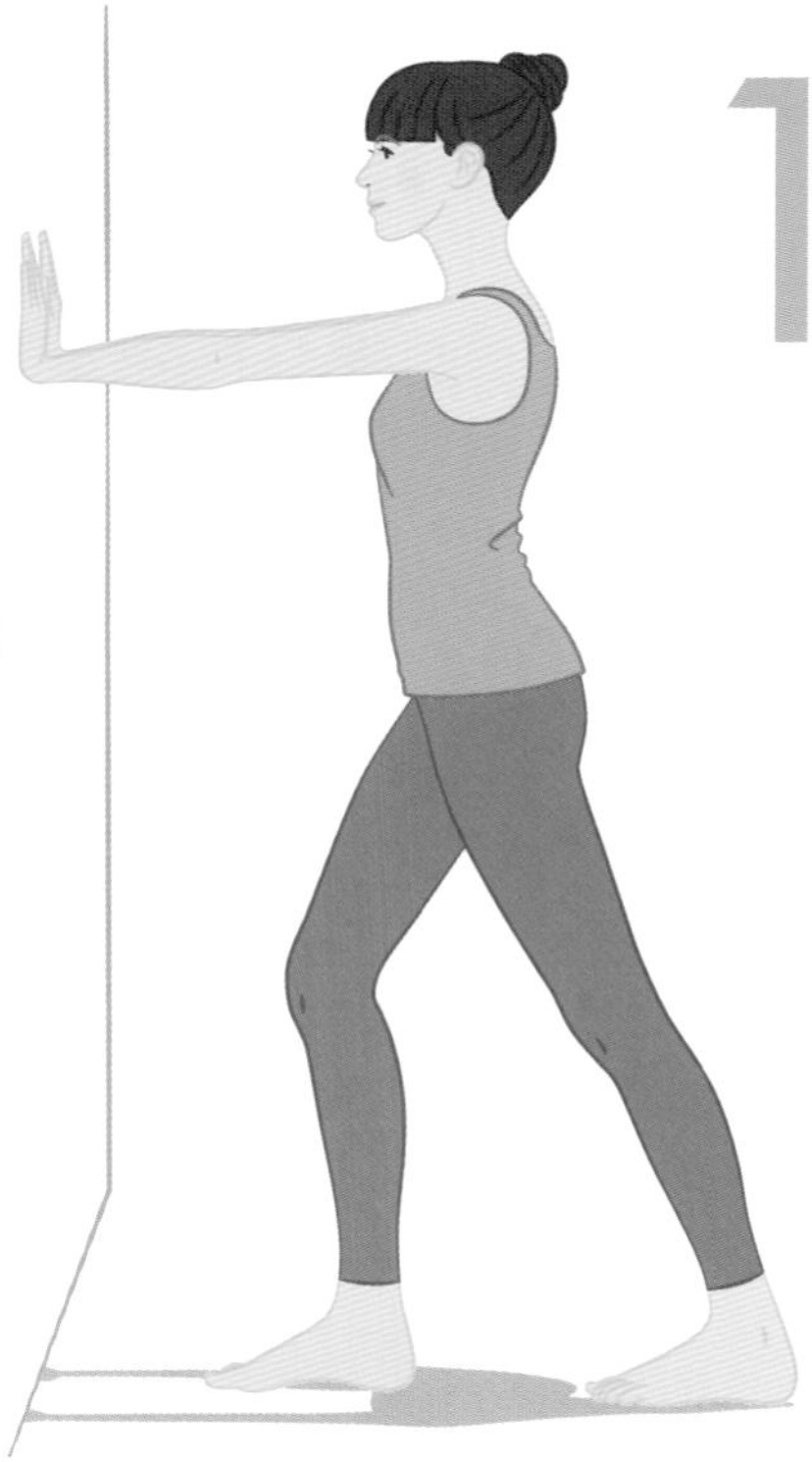

1

足専門の医師たちが勧める!

壁を使った「アキレス腱伸ばし」でしっかり伸ばせる!

「アキレス腱伸ばし」は壁を使うと、安心して上体を倒せ、よく伸びる。硬かった人はしっかりと、硬くなかった人もアキレス腱の柔らかさを維持するために、ぜひ、毎日の習慣に!

壁の前に立ち、両手を壁に当てる。伸ばしたい方の足を1歩後ろに下げる。つま先はまっすぐ前に向け、かかとを浮かさない。

下北沢病院のYouTubeでも確認できます!
(1つ目の体操:
立ってアキレス腱伸ばし)

硬かった人も、硬くなかっ
「アキレス腱

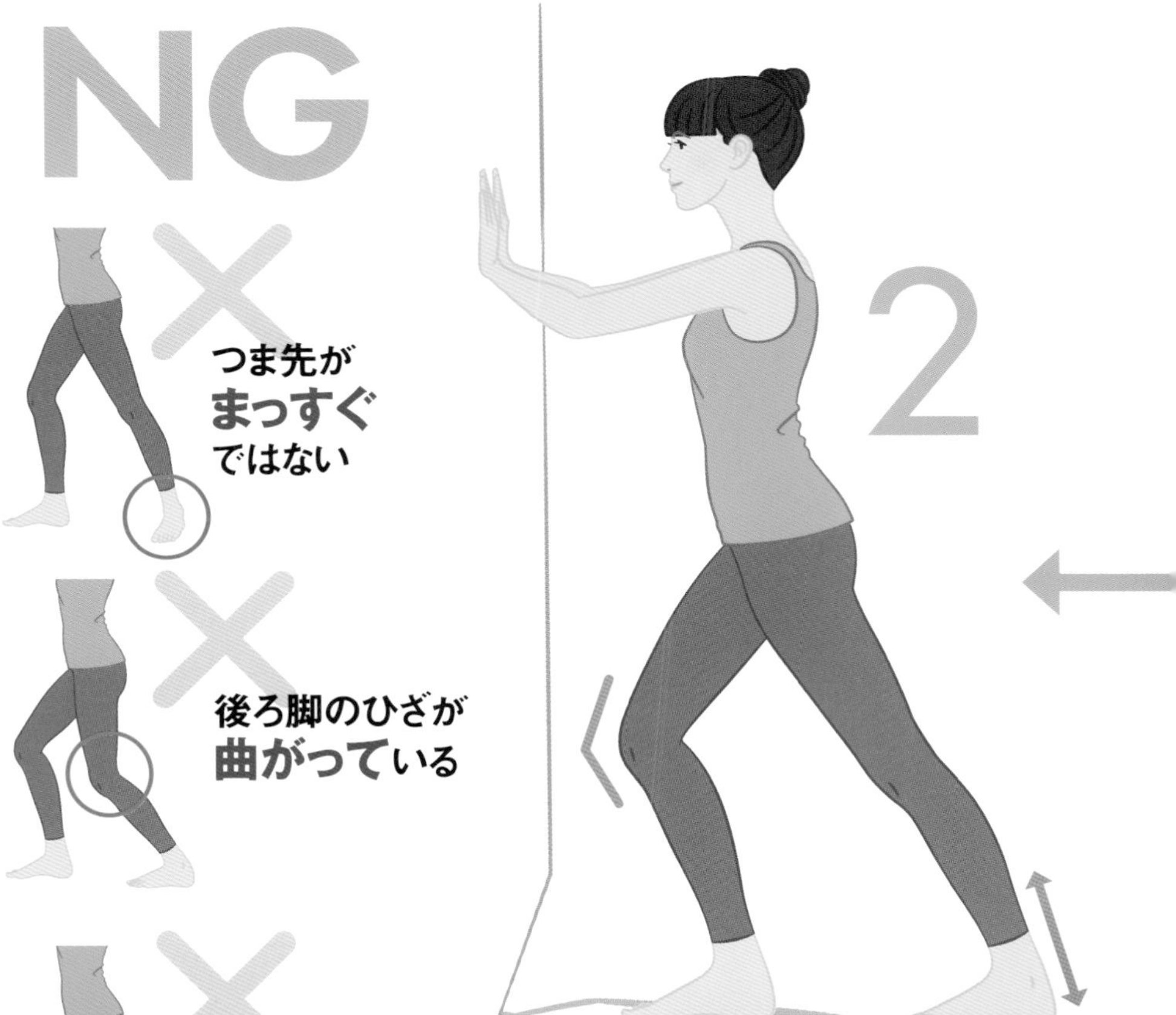
NG
つま先がまっすぐではない
後ろ脚のひざが曲がっている
反動をつけている
2

壁に体重をかけ、前の方のひざをゆっくり曲げる。アキレス腱に伸びを感じながら30〜60秒キープする。その後、足を入れ替えて同様に行う。各5回ずつ。

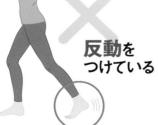

なぜ、足首が柔らかい必要があるのか

アキレス腱は、足の健康の急所でもある

「歩く力」を維持するために必要なこと。それにはいくつかの要素がありますが、足の病院である**下北沢病院の医師たちが重視するのが「アキレス腱の柔らかさ」です。**

「なぜ、アキレス腱？」と思うかもしれません。そのため、ここで、まずはアキレス腱がどのような役割を持っているのか、解説します。ちょっと難しいかもしれませんので、この先にある図を見ながら、お付き合いください。

アキレス腱は、多くの人が名称を知っている最も有名な「腱」といえるでしょう。小学校の体育の授業で、「アキレス腱伸ばし」という言葉を知った方が多いのではないでしょうか。

アキレス腱は、ふくらはぎの膨らみを作っている下腿《かたい》三頭筋《さんとうきん》と、かかとの骨をつないでいる人体最大の腱です。白くて硬く、15cmほどなのに、1t《トン》の重さにも耐えうるほど強靭だといわれています。伸びますが、筋肉ほどの伸縮性はありません。

そもそも「アキレス」とはギリシャ神話の英雄の名前です。ある経緯から、かかと

が急所となっており、敵にかかとを矢で射られて死んでしまいます。それが名称の由来ですが、致命的な弱点の比喩表現としても使われます。

そんなアキレス腱の柔軟性が、足の健康の〝急所〟ともいえるというわけです。

アキレス腱が硬いと、主に2つの問題が起こります。

1つ目は、歩く際に、足のアーチに負荷がかかること。土踏まずを見てわかるように、私たちの足裏は平らではなく、アーチ構造になっています。これが全身の体重を支え、歩くときの衝撃を和らげています。

しかし、このアーチが崩れると、足底腱膜炎や外反母趾《ぼし》など、さまざまな足の痛みや病気につながります。詳しくは後述しますが、アキレス腱が硬いと、歩くたびにアーチをつぶすような動きになってしまうのです。

2つ目に、足や脚の血流低下の原因になること。ふくらはぎは第二の心臓ともいわれ、その伸縮する動きがポンプ作用となり、静脈の血液を押し上げる役割を担っています。

アキレス腱につながっている下腿三頭筋がしっかり使われないとふくらはぎのポンプ作用が落ち、冷えやむくみが起きやすくなります。つまり、**アキレス腱が硬いと、足や脚の健康を脅かしかねない**のです。

と歩くたびに つぶしてしまう

歩行時の足の動きと アキレス腱の関係

歩行のときの足の動きは
①かかと、②足関節（足首の関節）、
③MTP関節（指の付け根の関節）を
順に回転させ、体を前に進めていく。
アキレス腱の硬さが関わるのは②の回転。
アキレス腱が硬いとアーチをつぶすことによって、
すねの骨を前に倒すことになる。

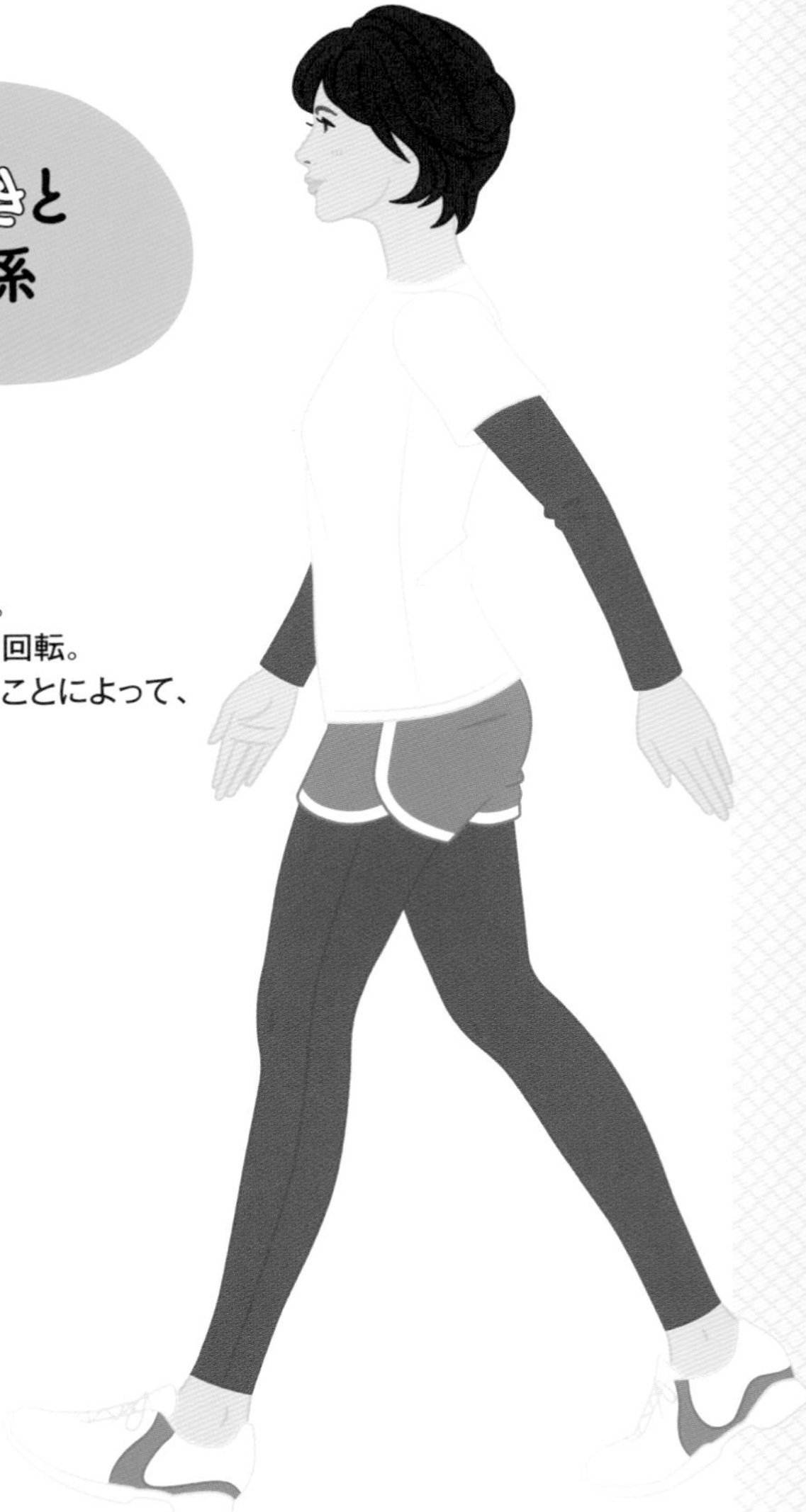

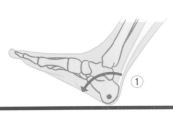

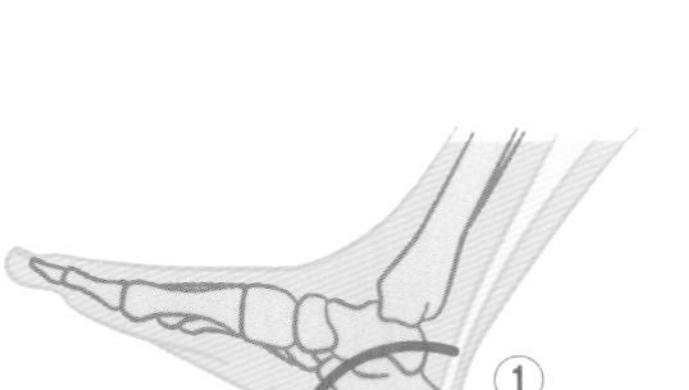

かかとで着地

まず、かかとからつく。次に、かかとを中心に回転することで、足の前部分までが地面につく。

アキレス腱が硬い アーチを

なぜ、アキレス腱を柔らかく保つ必要があるのか。
足病医学では、歩行の面から、足の健康を考える。
アキレス腱が硬いと歩行時にアーチに負担がかかる。
そのメカニズムを下図で解説。

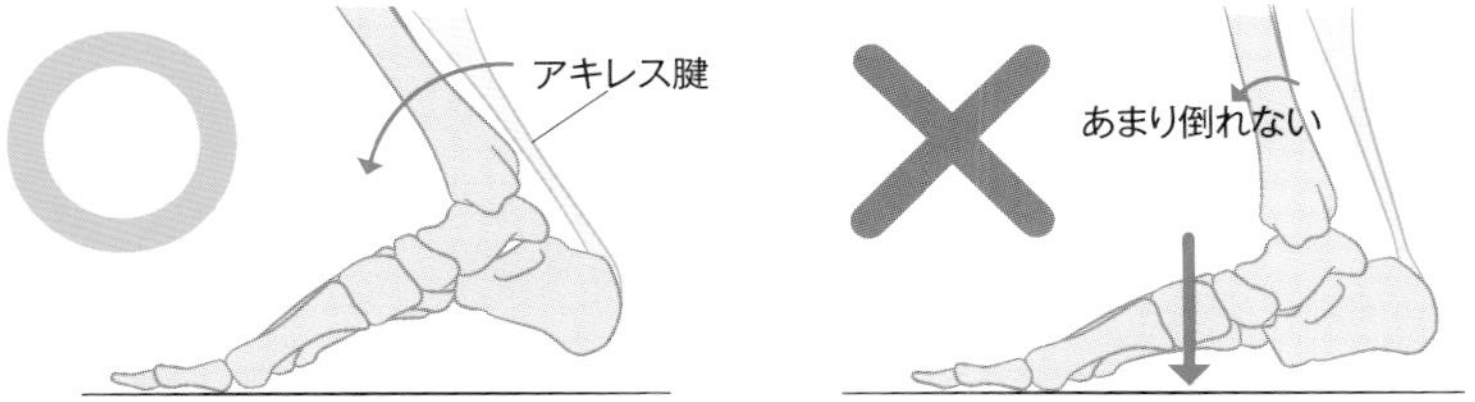

アキレス腱が柔らかいと すねの骨が前へ倒れやすい

アーチに負担をかけずに、すねの骨を倒せる。

アキレス腱が硬いと アーチをつぶしてしまう

アキレス腱が硬いと、すねがスムーズに倒せないため、代わりにアーチをつぶすことですねの骨を前に倒すことになる。

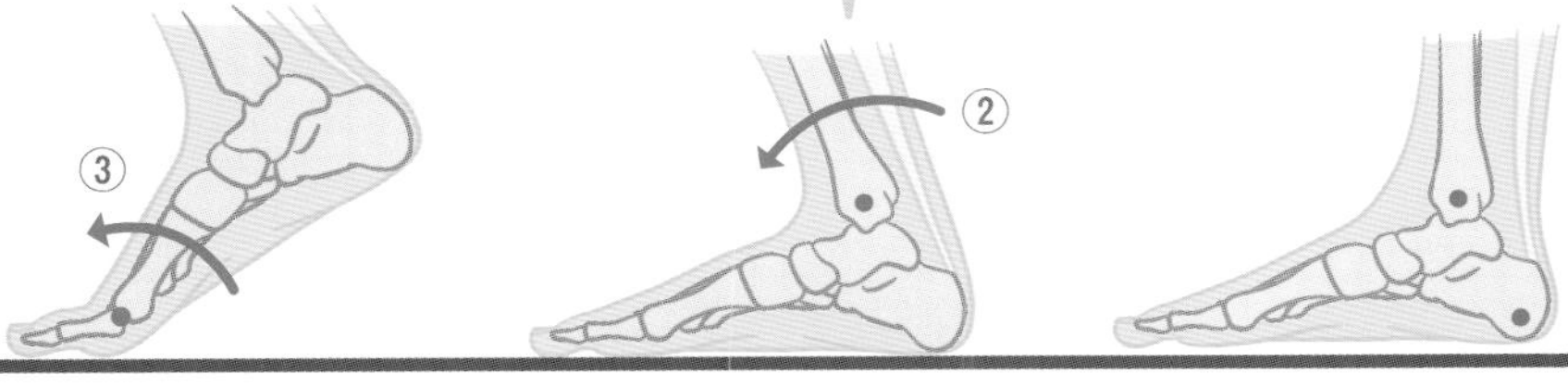

最後は蹴り出す

足指の付け根のMTP関節を中心に回転することで、足指から蹴り出す。これが歩行での足の一連の動き。

すねが前に倒れる

ここでアキレス腱の柔らかさが重要に。アキレス腱が柔らかいとすねが滑らかに前に倒れるが、硬いと、アーチをつぶすことによって代償する。

足裏全体が接地

足指までが地面についた状態。このときすねの骨は、足のまっすぐ上になる。

と
ぎ」の血流低下にも

ふくらはぎの半分を占めるほどの筋肉「下腿《かたい》三頭筋」。
それをかかとにつなげているのがアキレス腱。
いわば脚と足をつなぐ要で、
しっかりとした快適な歩行には
アキレス腱の柔軟性は欠かせない。

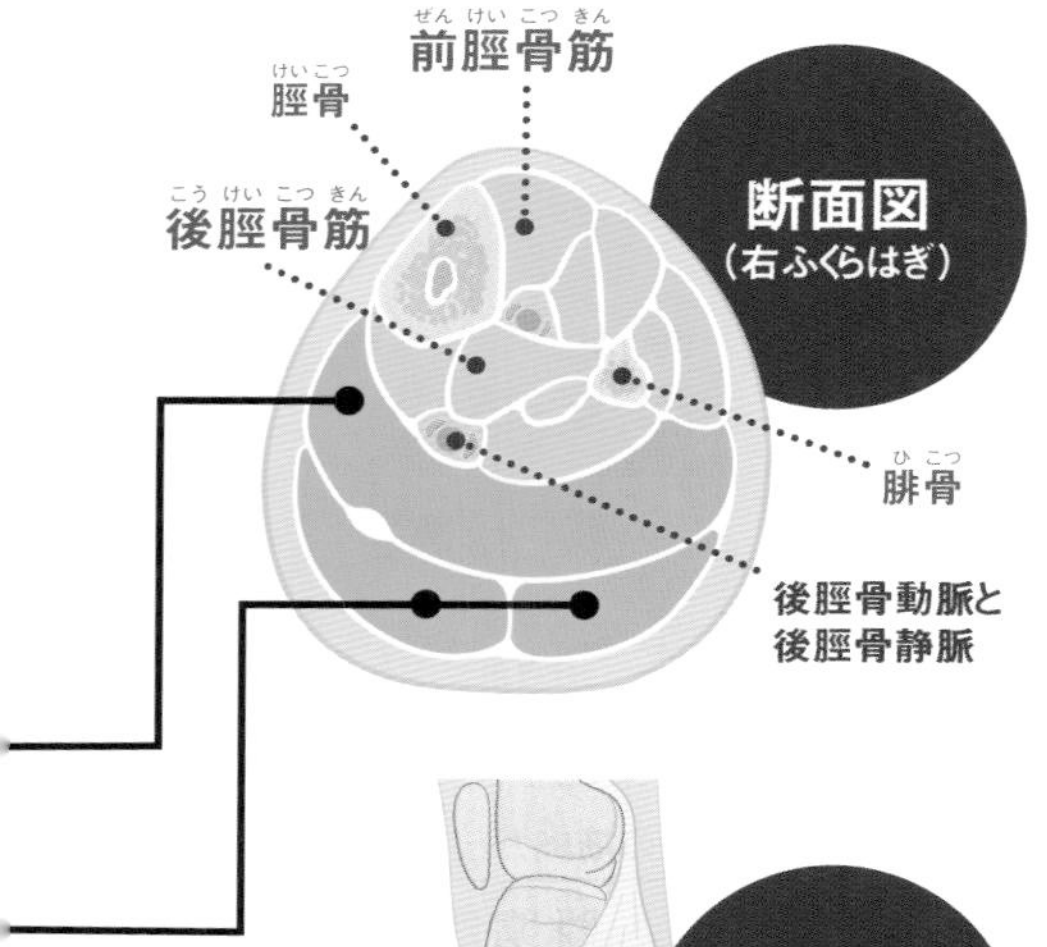

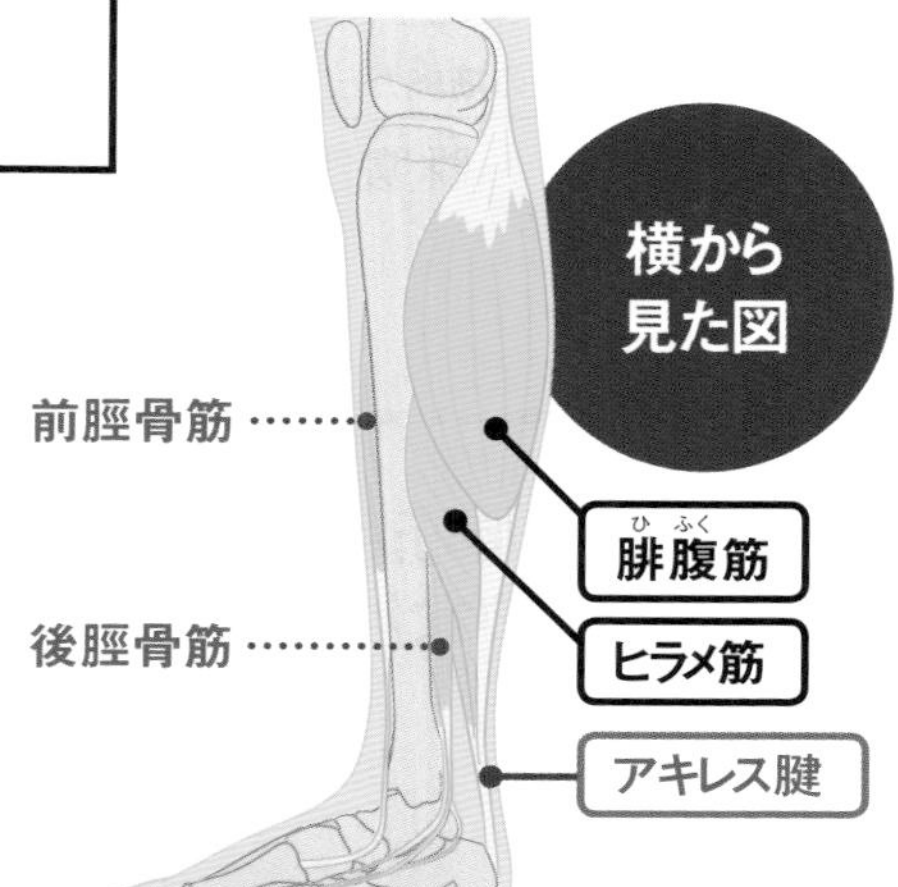

アキレス腱が硬いと足先を手前に引きにくくなる

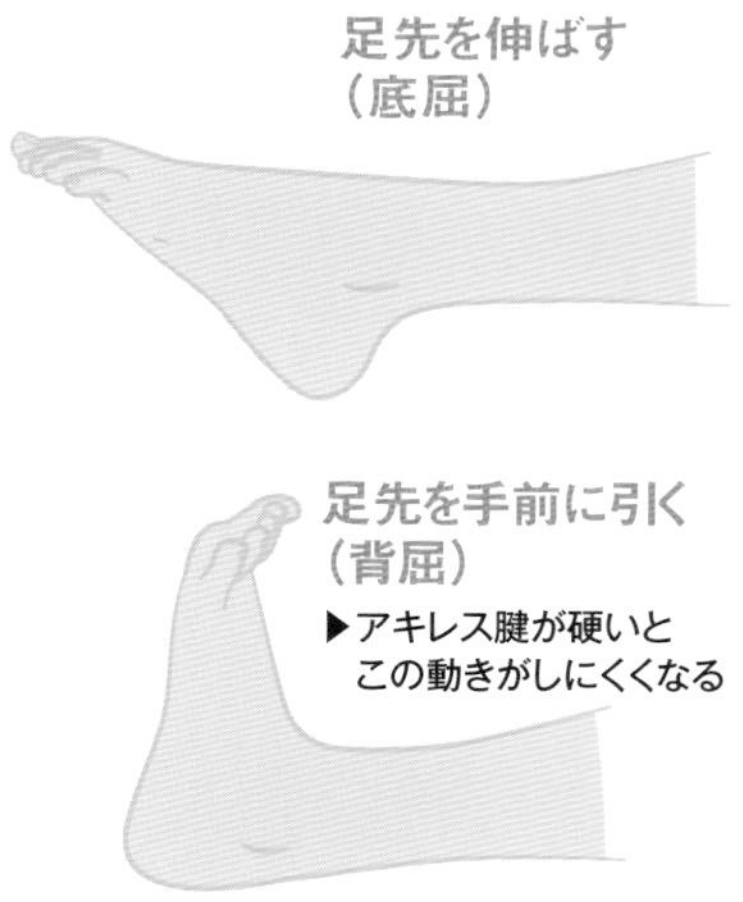

下腿三頭筋の役割は足先を伸ばすこと。つまり、縮むことで、足先を伸ばせる。逆に、ほかの筋肉が縮んで、下腿三頭筋が伸びるときには足先を手前に引ける。このとき、下腿三頭筋が伸びても、アキレス腱が硬いと、足先を手前に引きにくくなる。

アキレス腱が硬い

「第二の心臓」ふくらはは

歩くときに重要なアキレス腱

断面図で見ると、ふくらはぎの半分を占めるほどの筋肉、下腿三頭筋。それをかかとにつなげているのがアキレス腱だ。いわば脚と足をつなぐ要。しっかりとした歩行には欠かせない。また、アキレス腱が硬いと、下腿三頭筋がしっかり伸縮できないため、ふくらはぎの血流低下にもつながる。

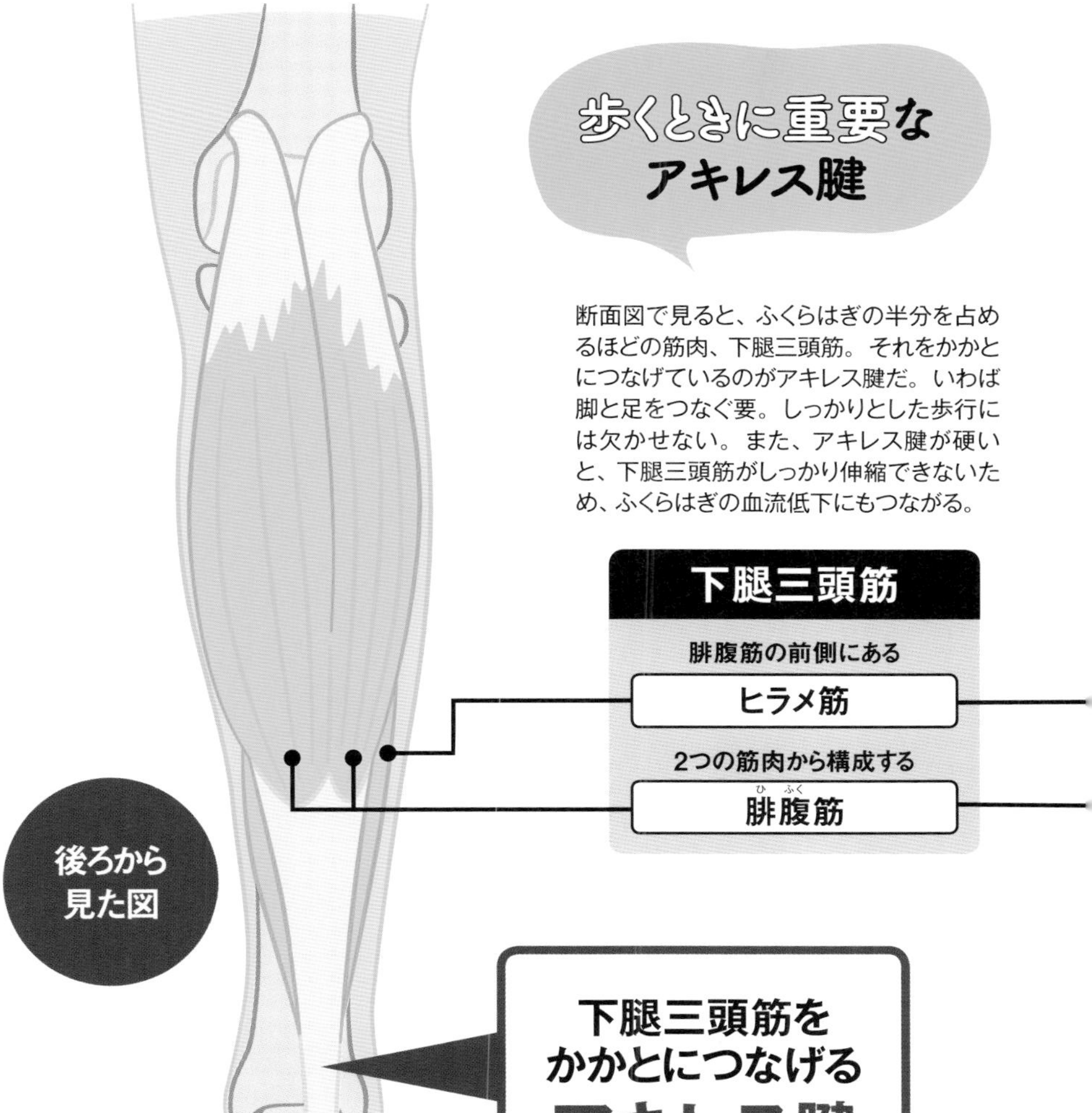

足の痛みや脚の不調だけではない

アキレス腱伸ばしは足の若さを守る〝万能薬〟

これまでの図で解説したことをまとめましょう。アキレス腱が硬いと、歩くときに「すねを前に倒す動作」がしづらくなります。それによって、歩くたびに、アーチをつぶしてしまいます。**このアーチの崩れは、扁平足につながり、外反母趾、足底腱膜炎など足の病気に影響します。** 実際、「アキレス腱伸ばし」をしっかり行ってもらうと、足底腱膜炎では半数以上の方の症状が治まるなど、一定の改善効果を実感しています。

それだけではありません。「いま、健康な足だから心配ない」という人にも必要なのは、**アキレス腱が年齢とともに硬くなる傾向があるからです。** だから、足の若さを守るためにも「アキレス腱伸ばし」が大切なのです。

また、ふくらはぎは第二の心臓といわれますが、その大部分を占めるのが、アキレス腱がつながる下《か》腿《たい》三《さん》頭《とう》筋《きん》です。アキレス腱が硬いと下腿三頭筋がしっかり伸縮できないため、脚の血流の低下にもつながり、冷えやむくみを助長しかねません。

こういった理由から、私たちは「アキレス腱伸ばし」を勧めるのです。

「アキレス腱伸ばし」の効用とは？

やらなきゃ損というくらい、「アキレス腱伸ばし」には多くの効用がある。
足の耐用年数を過ぎた50歳以上の人はぜひ習慣化を。

足の若さを保つ

加齢とともに足首の動きは悪くなる。そういった点からもアキレス腱は、硬くなりやすいと推測される。足のトラブルなく、歩き続けるためには、「アキレス腱伸ばし」によって、アキレス腱の柔軟性を保つことが大切。

足の痛みを防ぐ

外反母趾、足底腱膜炎、扁平足はアーチの崩れが深く関わる。アーチの崩れを起こさないためには、「アキレス腱伸ばし」で、アキレス腱の柔軟性を保ち、アーチに負荷をかけないことが重要。下北沢病院では、インソールを用いる人にも指導する。

外反母趾
足底腱膜炎
扁平足など

脚の血流悪化を防ぐ

冷え、むくみの原因となる脚の血流悪化を防ぐには、下腿三頭筋をしっかり伸縮させられることが必要。下肢静脈瘤も、脚の血流が停滞し、静脈の弁に負担がかかることで起きる。

冷え
むくみ
下肢静脈瘤

アーチには、衝撃を和らげる働きがある

歩くための足には「アーチ」が必要

冒頭でも「アーチ」という言葉を使いましたが、ここから、アーチの重要性について具体的に説明していきます。

ヒトの足の裏は、まっすぐ平べったいのではなく、土踏まずを見てわかるように、立体構造になっています。これをアーチといいます。**ヒトの足はこのアーチ構造を持つことで、全身の体重を支え、着地時の衝撃を受け止めています。**

一方、チンパンジーの足は、ヒトの手に近い形態になっています。これを「母趾対《ぼしたい》向性《こうせい》」といいます。つまり、親指（母趾）が他の四指と離れ、親指と四指の腹が向かい合わせの配置となっているのです。このため、足で木の枝などにつかまるのに適しています。

しかし、**チンパンジーの足は、アーチがないので、長く歩くのには適していません。アーチがあるからこそ、ヒトは長く歩けるようになったのです。**

アーチの存在は古く、360万年前のタンザニア・ラエトリ遺跡で見つかったア

ヒトの足は親指が小さく歩くことに特化している

ファール猿人の足跡の化石には、すでにアーチがあった痕跡が見られるといわれています。人類がこのころから二足歩行していた証しとされます。樹上生活や、足で何かをつかむという機能を一切捨てて、平地を歩くことに特化していった結果、母趾対向性をなくし、ヒトの足にはアーチが形成されていったのでしょう。

実は、ただ立っているだけであれば足にそれほど機能性は求められません。ですが、**歩くとなると、足を地面の衝撃から守り、体を前に進めていくのに必要な〝アーチ〟という構造が重要になってくるのです。** このアーチを崩さないことが健やかな足を保つために必要なのです。

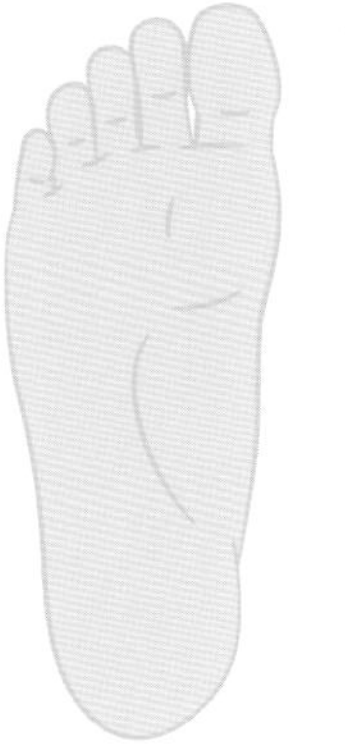

歩くのに適した
ヒトの足

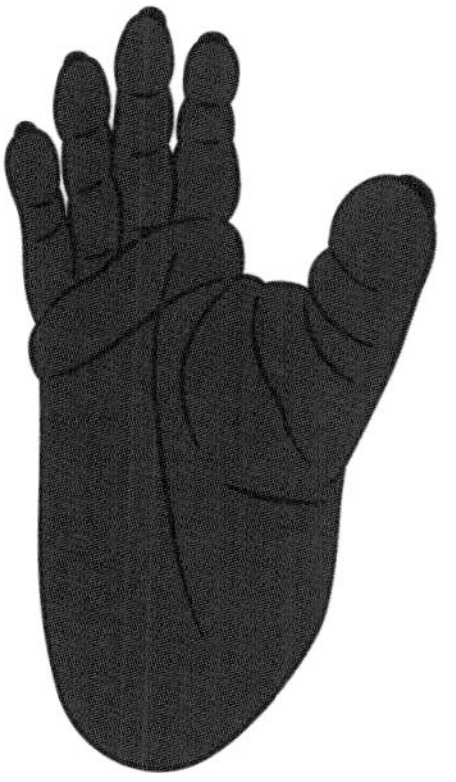

つかまるのに適した
チンパンジーの足

チンパンジーの足は親指が離れており、枝に“つかまる”など樹上生活に適している。だが、ヒトの足は親指が小さく、ほかの指と平行。歩くのに適した形に進化している。

3つのアーチで歩行を支える

加齢で、内側のアーチが落ちて扁平足《へんぺいそく》に

ヒトの足には、3つのアーチがあります。土踏まずといえば、かかとと親指の付け根を結ぶ「内側の縦アーチ」、これはよくご存じでしょう。そのほかに、かかとと小指の付け根を結ぶ「外側の縦アーチ」、そして指の付け根を結ぶ「横アーチ」があります。

このアーチのうち、**「内側の縦アーチ」は加齢とともに落ちやすくなります。** 加齢に伴って筋力が落ち、かかとの骨が内側に倒れてくると「内側の縦アーチ」が落ち込んで、土踏まずの部分が地面についてしまう。これが俗にいう「扁平足」です。

扁平足になると足の変形障害が起きやすいことはもちろん、足が疲れやすくなったり、だるくなったりもします。 アーチが崩れているので足を前に進める推進力が弱まり、ペタンペタンと歩いてしまうので、足が疲れてしまうのです。

逆に、アーチが高いのは、ハイアーチといいます。こちらは、着地時の衝撃を足指の付け根やかかとに受けやすいため、その部分が痛くなることが多いのです。

ヒトの足には3つのアーチ 加齢とともに内側の縦アーチが落ち 扁平足になりやすい

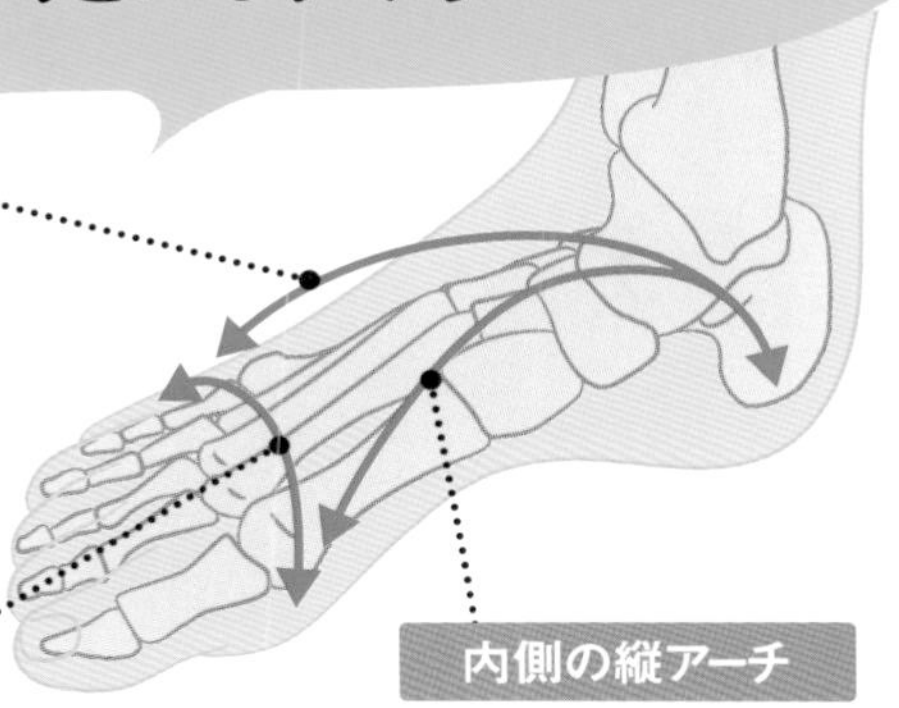

外側の縦アーチ

かかとと小指の付け根を結ぶ外側の縦アーチ。

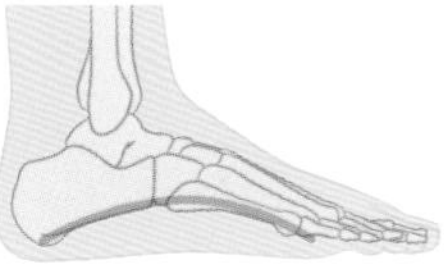

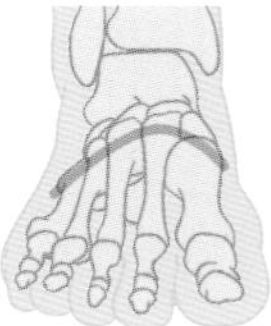

横アーチ

5本の指の付け根を結ぶ。横アーチが落ちると、足の横幅が広がった「開張足(かいちょうそく)」に。

内側の縦アーチ

かかとと親指の付け根を結ぶ内側の縦アーチ。ここが落ちることで「扁平足」に。加齢とともに落ちやすい。

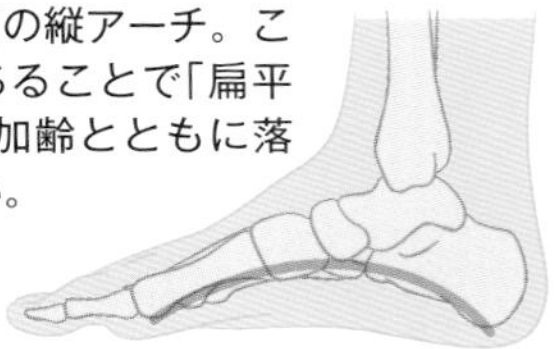

レントゲン写真で見る

アーチの異常

アーチは落ちても(扁平足)、高くなっても(ハイアーチ)、足が疲れやすくなったり痛みが出やすくなる。外反母趾など、足の変形を招く原因にもなる。

正常

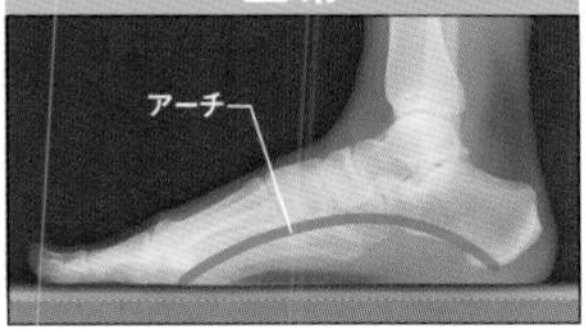

適度な"土踏まず"がある、理想的なアーチ。このアーチがあることで、衝撃に強く、また長く歩ける。

隠れ扁平足

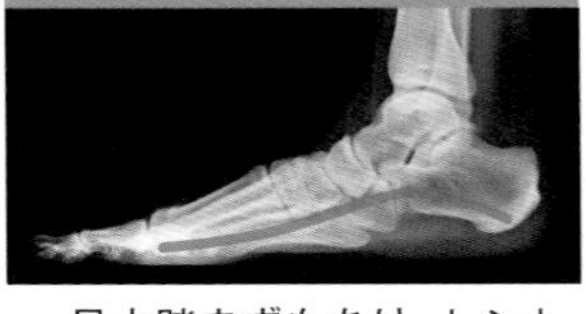

一見土踏まずもあり、レントゲンを撮ると後足部にはアーチがあるが、前足部のアーチは崩れており、扁平足に近い。

ハイアーチ

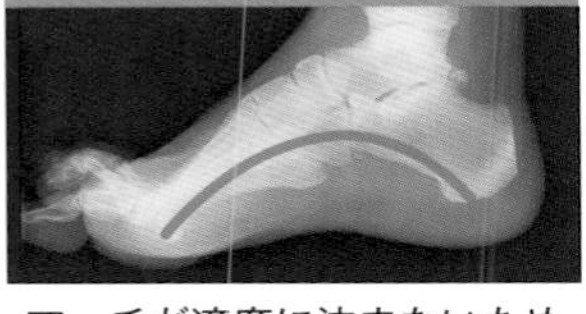

アーチが適度に沈まないため、衝撃吸収がうまくできない。

扁平足

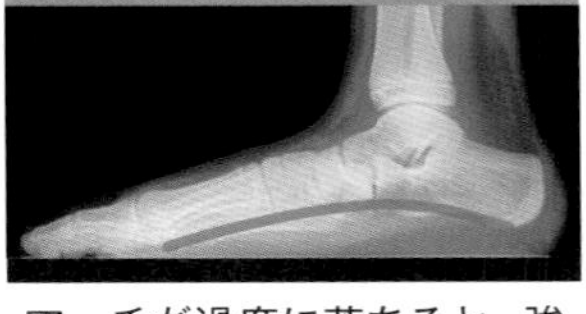

アーチが過度に落ちると、強い蹴り出しができないため、足の負担が増し、疲れやすい。

変化するアーチが、関節の負担を減らす

歩くとき、アーチは一定ではない

ヒトの足のアーチ、常に一定だと思っている人も多いかもしれません。実は、私たちのアーチは歩きながら、低くなったり、元に戻ったり、変化します。

接地時にアーチは沈みこみ、くしゃっと骨組みがつぶれた柔らかい状態になって、しなるように衝撃を吸収します。しかしその後、体重を前に移動してつま先で地面を蹴り出すときは、アーチは元の形状を取り戻し、硬くなります。そして前に進む強い力になるのです。このように**足のアーチは形状を自然に変化させて、衝撃を吸収し、足やひざの関節の負担を軽減しています。**

なお、扁平足とハイアーチでは、圧倒的に扁平足の人のほうが多いですが、接地から蹴り出しの間で、両者でアーチのしなり方が異なります。扁平足の場合、内側に倒れながら、アーチが柔らかくしなります。ハイアーチの場合は逆で外側に倒れます。

このように**足のアーチのちょっとした高さの違いが、足の動かし方のクセとなり、さらには足の変形にもつながってしまうというわけです。**

歩きながらアーチは変化する

アーチはずっと同じ形を保っているわけではなく、低くなったり、元に戻ったりして、「歩行」をサポートしている。

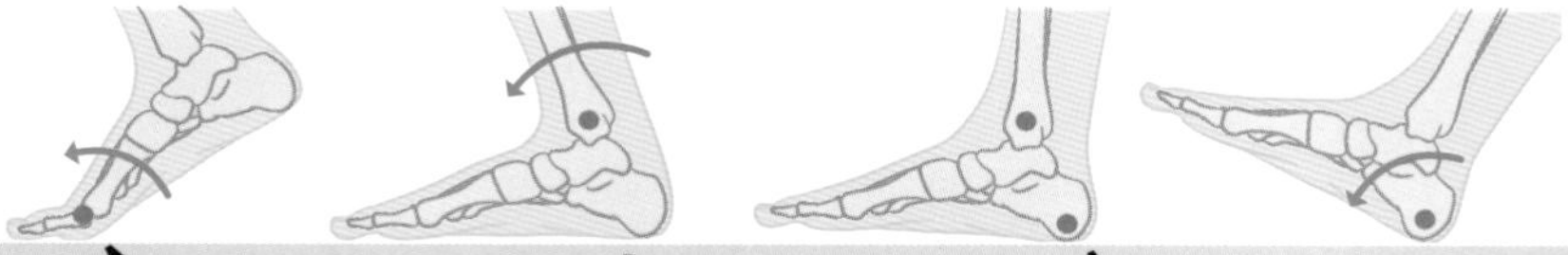

硬くなって蹴り出し

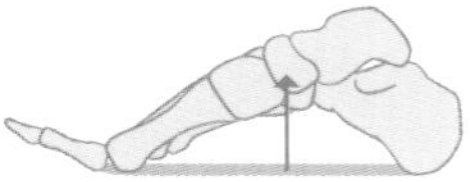

アーチが高くなって蹴り出す力を増大

蹴りだすときアーチは高くなり、硬い状態になって、足指で地面を押す力を増す。

柔らかくなって接地

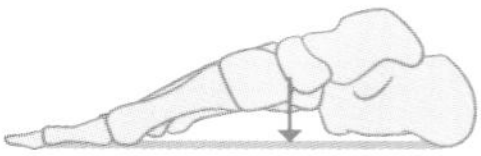

アーチが沈みこみ衝撃を吸収

接地したときアーチはしなるように下に沈みこみ、柔らかい状態になって衝撃を吸収する。

後ろから見たとき

扁平足

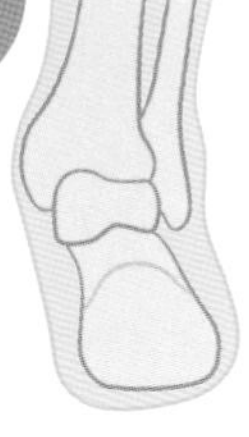

かかとは外側に倒れ、重心は内側(親指側)に落ちる。

通常の場合

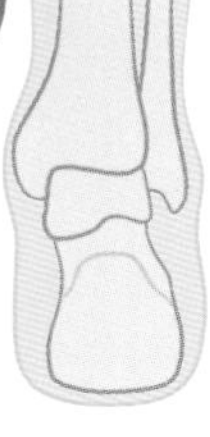

かかとはあまり倒れない

ハイアーチ

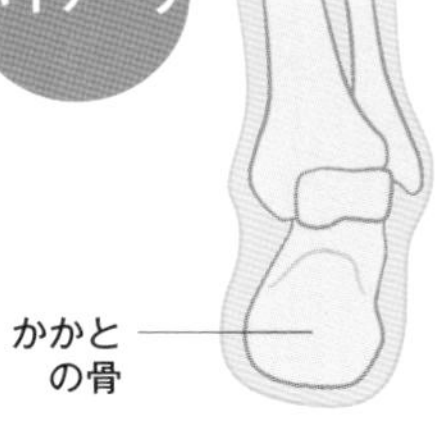

かかとは内側に倒れ、重心は外側(小指側)に落ちる。

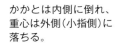

アーチの機能を下げないためには?

アーチを支える筋肉を鍛える、整える

「アキレス腱伸ばし」は、足のアーチを守るために最適な方法です。しかし、「すでに外反母趾や足底腱膜炎など、気になる足の悩みがある」「もっと積極的に足の健康を保ちたい」という人には、足のアーチを支える筋肉を鍛えたり、アーチを支える部位をケアすることが必要です。

足にある筋肉は、外在筋と内在筋に二分されます。外在筋とは、足首を通過して足に付く筋肉。下腿三頭筋は、代表的な外在筋です。内在筋は足から始まり、足に終わる筋肉で、5本の足指を動かすものがメインです。

左図のように、足にはたくさんの筋肉や腱、靭《じん》帯《たい》があります。たとえば後《こう》脛《けい》骨《こつ》筋《きん》は、接地したときにアーチを過度に沈みこまないように引っ張り上げている筋肉です。また、足底腱膜はアーチを沈みこまないようにする一方で、足指で蹴りだすときは、足底腱膜の張力でアーチを元に戻す、といったようにアーチの保持に深く関わっています。内在筋も足のアーチを安定させるのに重要です。

多くの筋肉、腱、骨が連動し足の機能を支える

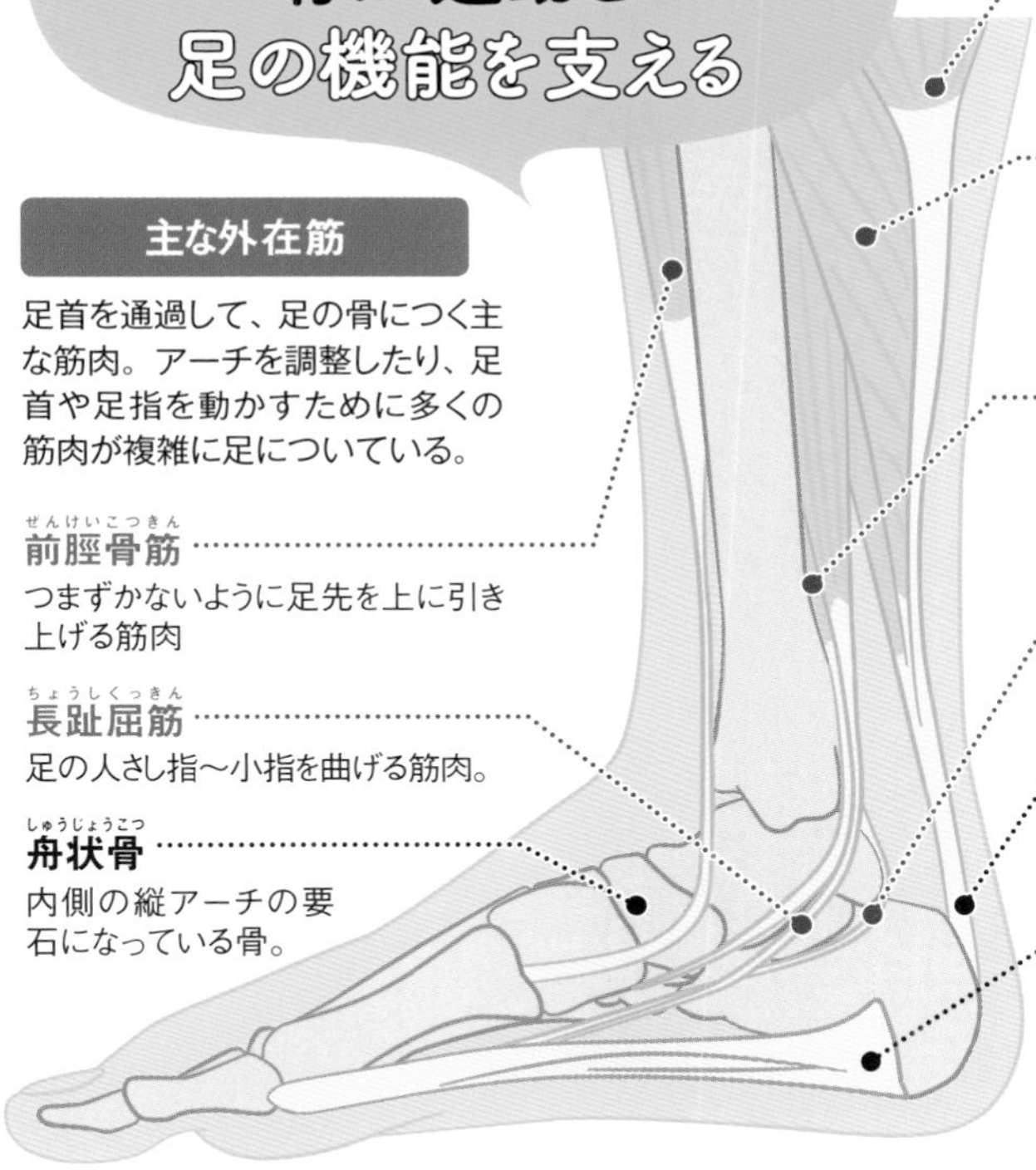

主な外在筋

足首を通過して、足の骨につく主な筋肉。アーチを調整したり、足首や足指を動かすために多くの筋肉が複雑に足についている。

前脛骨筋《ぜんけいこつきん》
つまずかないように足先を上に引き上げる筋肉

長趾屈筋《ちょうしくっきん》
足の人さし指〜小指を曲げる筋肉。

舟状骨《しゅうじょうこつ》
内側の縦アーチの要石になっている骨。

腓腹筋《ひふくきん》
ふくらはぎの筋肉で、足首を伸ばすとき(底屈)に使う。推進力に役立つ。

ヒラメ筋
腓腹筋の奥を走り、腓腹筋同様に足首を伸ばすときに使う。安定性に役立つ。

後脛骨筋《こうけいこつきん》
舟状骨に付きアーチの沈み込みを制動する筋肉。傷むと扁平足化が進行する。

長母指屈筋《ちょうぼしくっきん》
足の親指を曲げる筋肉。

アキレス腱
下腿三頭筋(腓腹筋・ヒラメ筋の総称)の腱。

足《そく》底《てい》腱《けん》膜《まく》
かかとから5本の指の根元につながる筋膜(腱膜)。

主な内在筋

足指の動きやアーチの調整のために、足には細かな筋肉が層になってついている。イラストは最も表面の筋肉。

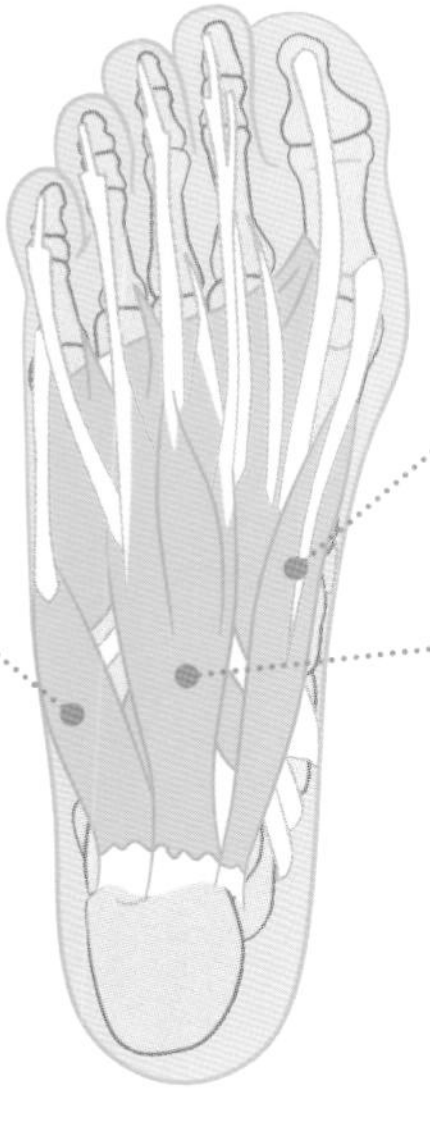

小《しょう》趾《し》外転筋《がいてんきん》
足の小指を外側に開く

母《ぼ》趾《し》外転筋《がいてんきん》
足の親指を外側に開く働きがある

短《たん》趾《し》屈筋《くっきん》
足の人さし指から小指(第2趾〜第5趾)を曲げる働きがある

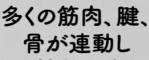

保つ筋肉を鍛えるのセルフケア

1 アーチを引き上げる筋肉を鍛える

後《こう》脛《けい》骨《こつ》筋《きん》トレ

後脛骨筋はふくらはぎから足までつながり、足を内反させる（内側に曲げる）だけでなく、足のアーチを引っ張り上げる働きもある。

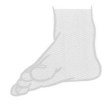

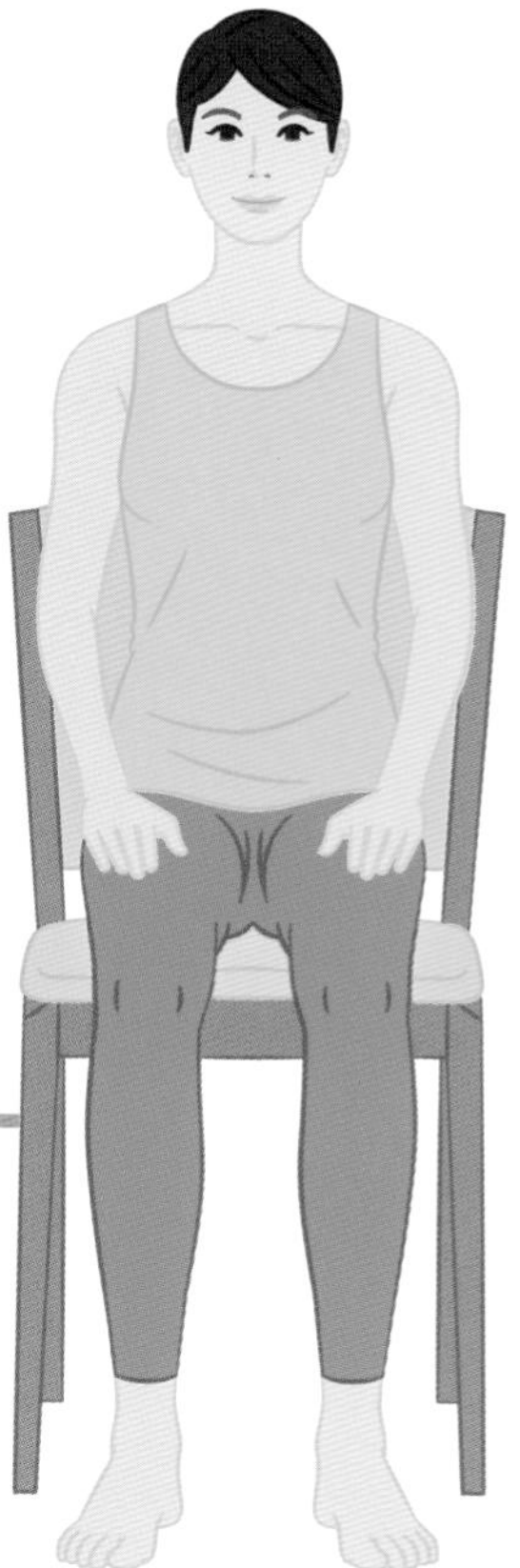

イスに座り、足の裏はぺたっと床につける。

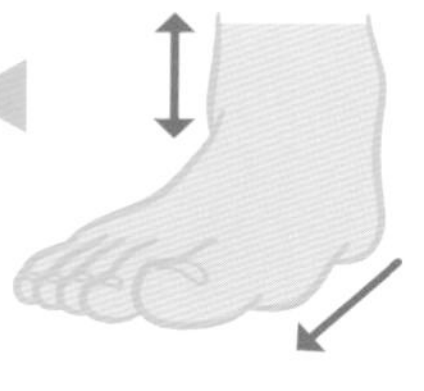

つま先を少し外側に向ける。

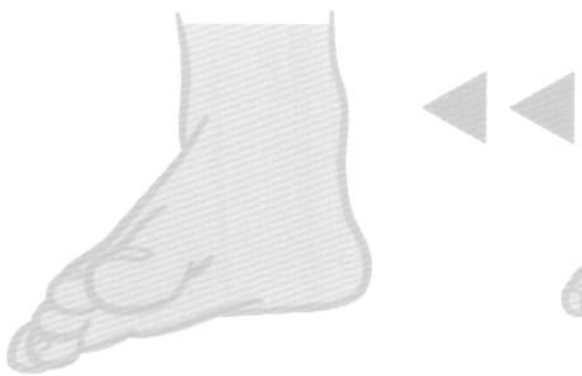

小指とかかとを床につけ、親指側を浮かせる。

もっと足を健康に アーチを支える 4つ

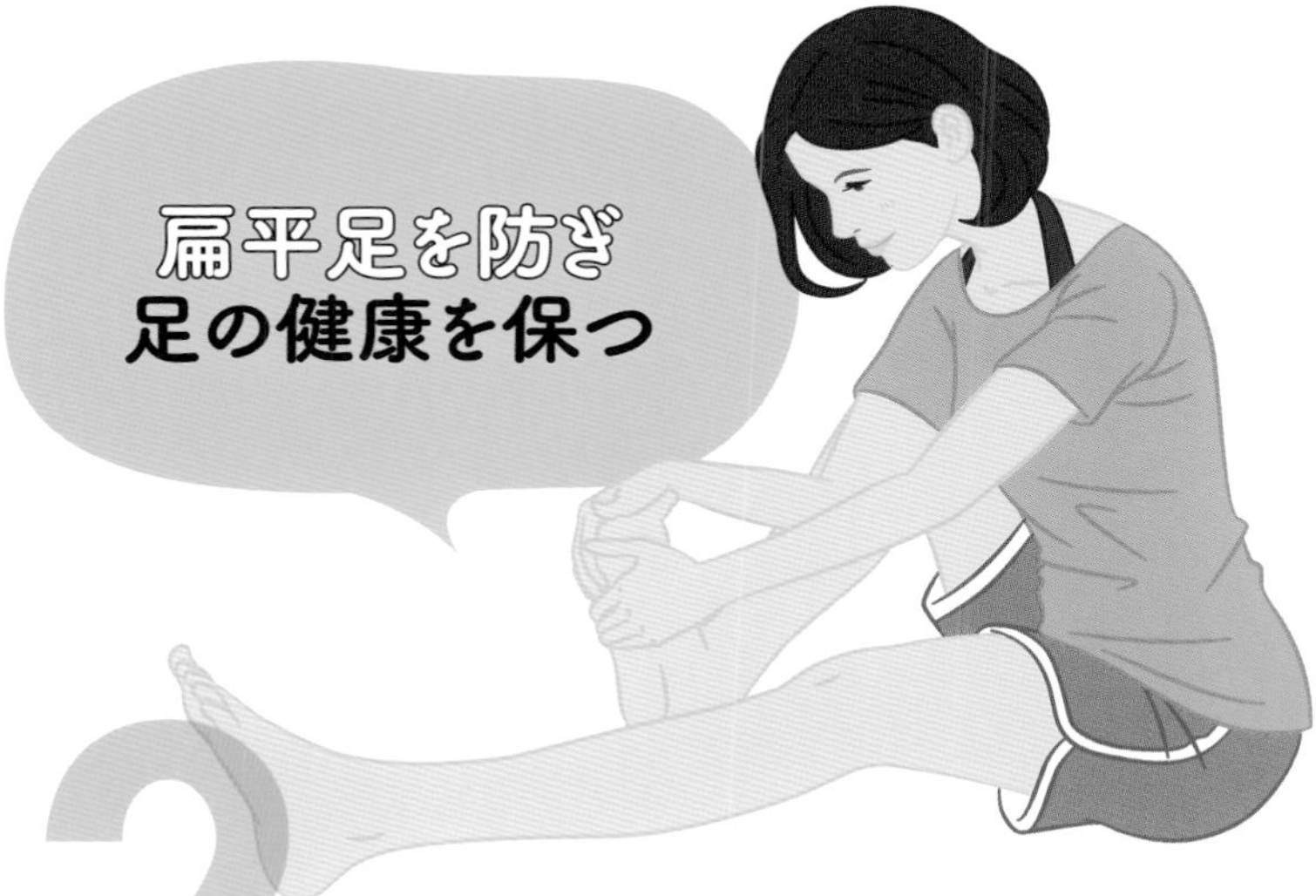

2

足底腱《けん》膜《まく》マッサージ

扁平足にも足底腱膜炎の人にも良い方法。足裏をゆっくり反らす。そして、足裏をつかむようにして手のひらでよくもみほぐす。足底腱膜に過度な疲労がたまらないよう、片足ずつケアをしよう。目安は1分ほど。

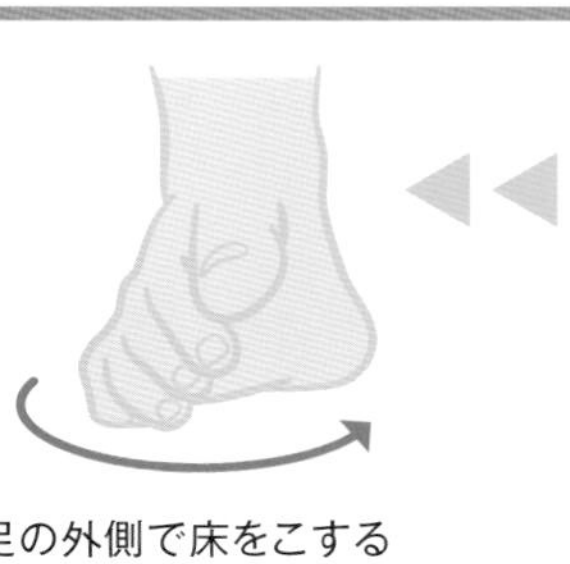

足の外側で床をこするように、足首を内側に向けて動かす。
左右10回が目安。

3 内在筋トレ

動かせる足指にしておく

内在筋とは、足に起始と停止がある筋肉。足指を動かす筋肉が多い。これらもアーチの安定に重要。

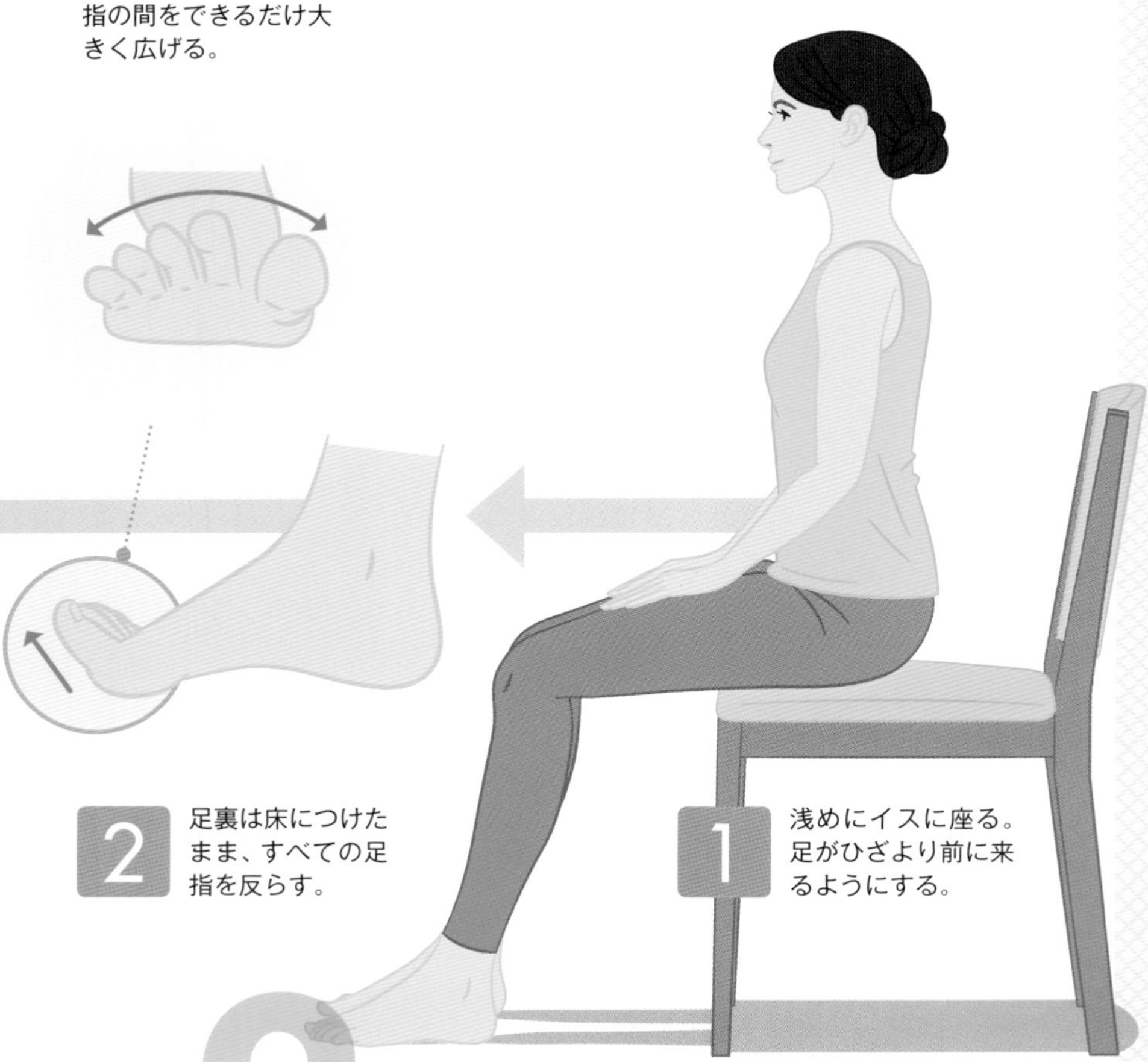

1 浅めにイスに座る。足がひざより前に来るようにする。

2 足裏は床につけたまま、すべての足指を反らす。

足指を反らすときは、指の間をできるだけ大きく広げる。

親指を下ろすときは、かかとが浮かないように力をこめる。

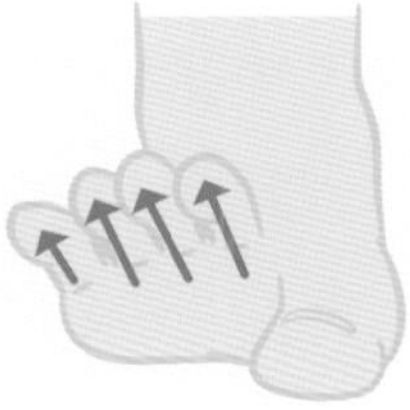

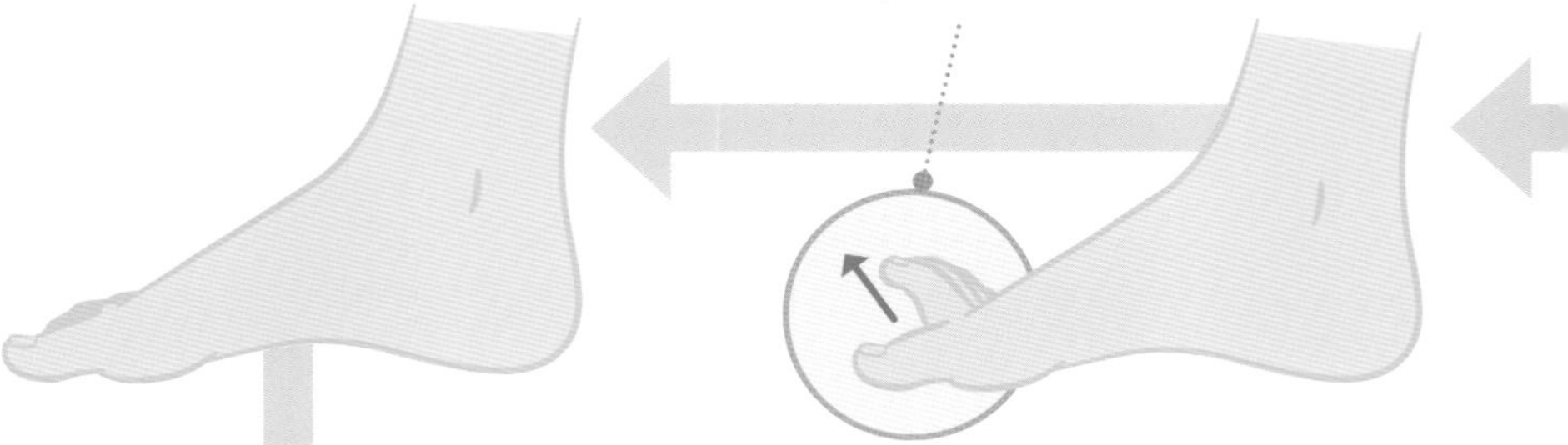

3 そのまま親指だけを下ろす。ほかの指は反らしたままで、アーチを下げないようにする。

4 アーチはそのまま引き上げたような感覚で、親指以外の指も下ろす。

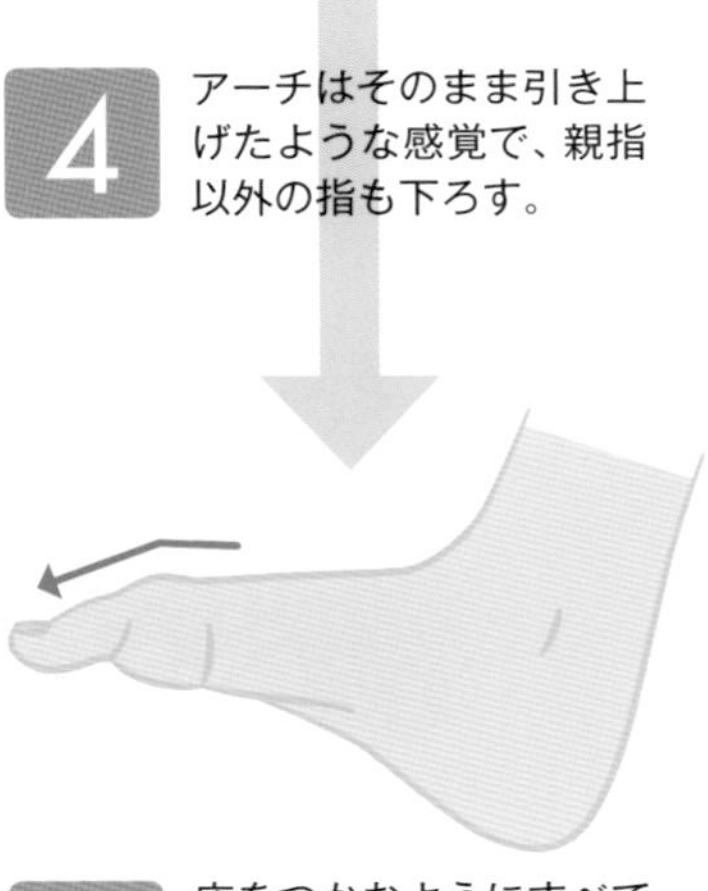

5 床をつかむようにすべての指を内側に折り曲げ、そのままつま先を持ち上げる。左右各5回が目安。

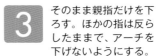

足指のストレッチとトレーニングを一気に

4

グーチョキパー

足のグーチョキパーも内在筋トレーニングの一つ。
チョキは親指を下にする方法もできるといい。
左右とも、グーチョキパーを10回ずつ繰り返す。

パー

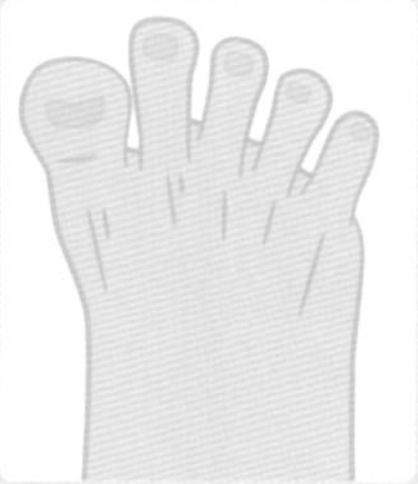

できるだけ足指を大きく広げる。ヒールを履いた日などは特にしっかり行うとよい。

チョキ

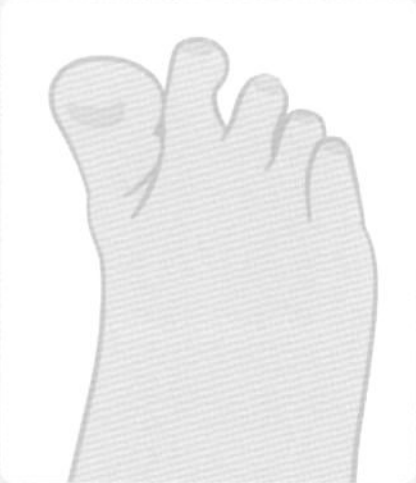

チョキは親指だけ立てて、残りの指は内側に折り込む。チョキが難しいときは先にパーの形をやってみる。親指を下げるチョキも行うといい（Ｐ43のプロセス3に近い）。

グー

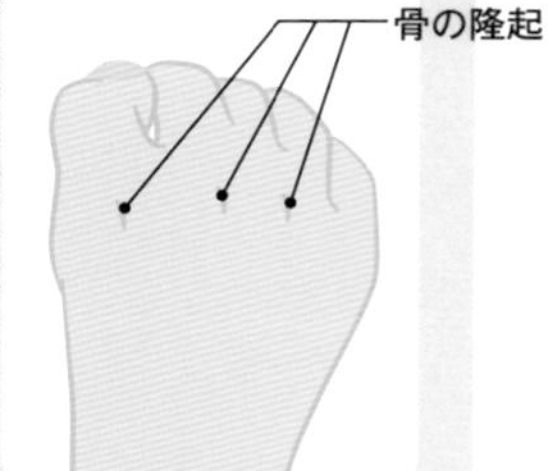

５本の足指をすべて内側に折り込む。足指下の骨が、しっかり隆起するくらいに丸めこむ。

第2章

歩く力を保つための筋トレ

歩く速さを落とさず、元気に力強く歩き続けるために

**アキレス腱の柔軟性に加え、
重要なのは脚の筋力。
長く歩き続けるために必要な筋トレを
ご紹介します。**

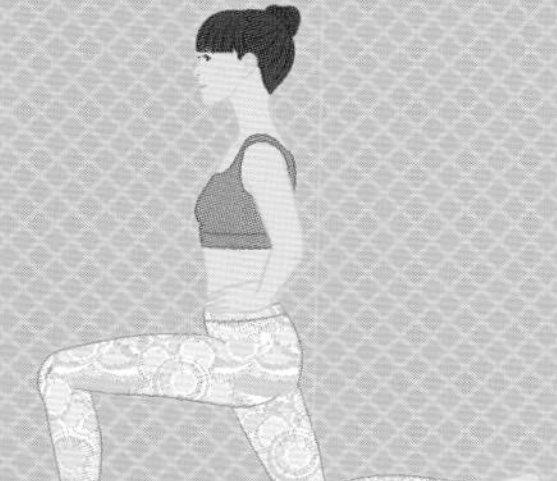

歩くための
脚の筋力、
落ちていませんか?

歩き続けるために、
アキレス腱の柔軟性とともに
重要なのは、脚の筋力です。

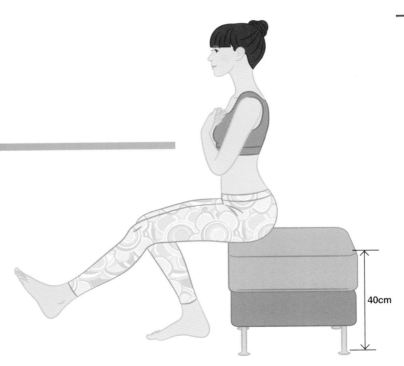

高さ40cmくらいの台やイスに腰かけ、両腕を組む。左右どちらかの足を上げ(ひざは軽く曲げてよい)、反動をつけずに立ち上がる。

左右の脚、両方チェックを！できなかった場合、脚の筋力やバランス力が落ちている可能性が高い。

脚の筋力は日本整形外科学会のロコモ度テストでチェックできる。これはそのうちの1つ、「立ち上がりテスト」。両脚のバージョンもあるが、より難しい片脚バージョンを紹介する。

立ち上がったら、そのまま3秒間保持。これを左右の脚両方でやってみる。脚の筋力やバランス力が落ちてきていないかを測る目安になる。

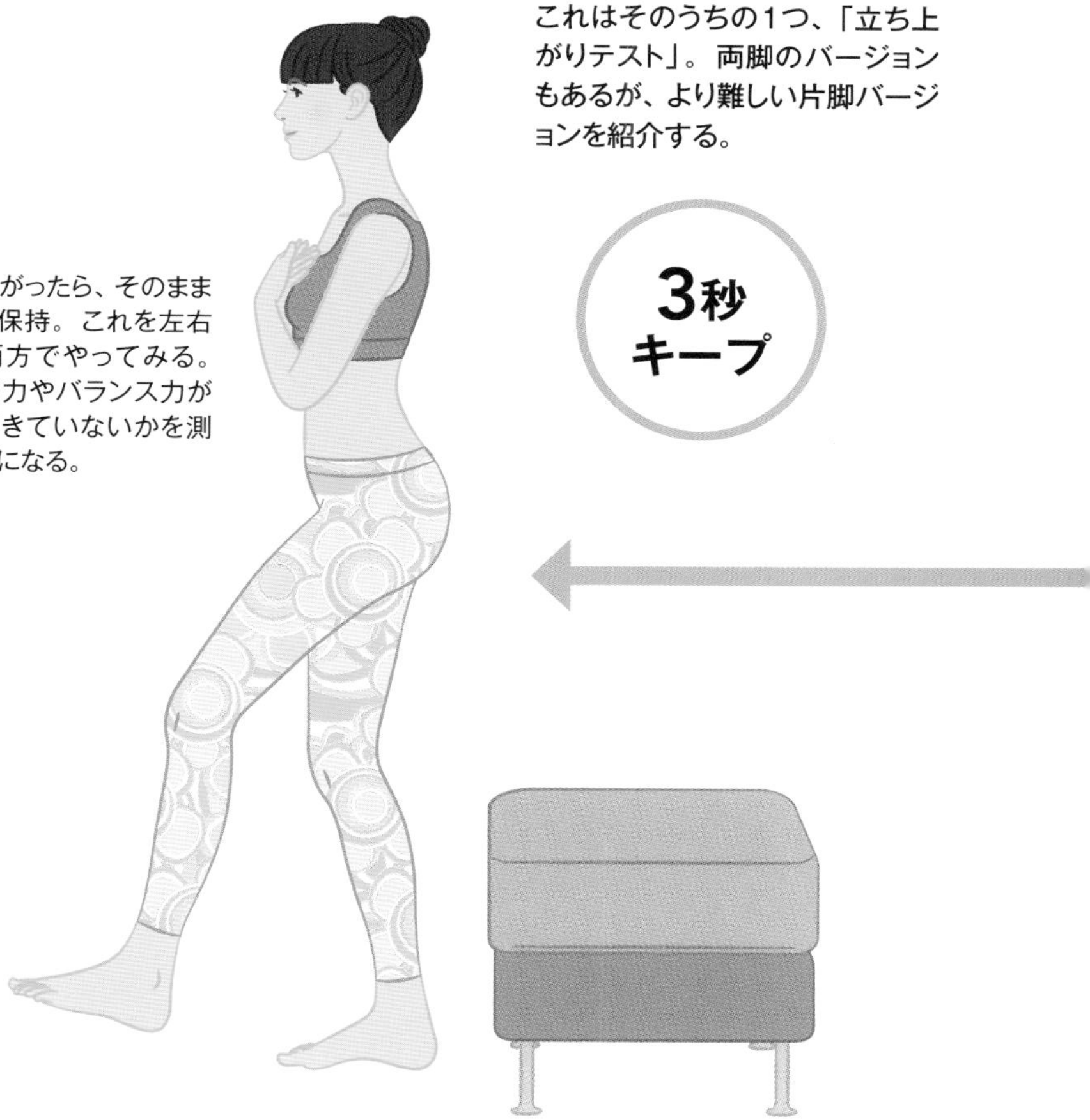

ロコモ度テストとは

上のテストのほかに歩幅を調べる「2ステップテスト」や、25の質問に答えてロコモ度を調べる「ロコモ25」がある。興味のある人はロコモONLINE（https://locomo-joa.jp/）を参照してください。

アキレス腱伸ばしとともに大切！

歩く力を維持するには、脚の筋トレが必要

「歩く力」の基盤として大切にしていきたいのは、この2つです。「アキレス腱の柔軟性」と「脚の筋力」。冒頭でアキレス腱のチェックをしましたが、**次に大切なのは、「脚の筋力」**。前ページの、イスからの「片脚立ち」ができるでしょうか？

脚の筋力低下は、アキレス腱の柔軟性低下の原因になってしまうこともあります。アキレス腱はふくらはぎの腓《ひ》腹《ふく》筋、ヒラメ筋と連結し、またそれらの筋肉は、太もも裏のハムストリングスと連結しているためです。

では、脚の筋力アップには、特にどの筋肉に着目すべきなのでしょうか。正しい姿勢で歩き続けるために必要なのは、短時間で大きな力を発揮する速筋ではなく、持久力のある遅筋の方です。

筋線維は、その性質や見た目などから「速筋」と「遅筋」に分類されます。どちらの筋線維が多いかは、筋肉によって異なります。背骨沿いの脊柱起立筋《せきちゅうきりつきん》などは、遅筋線維が多い傾向にあり、脊柱起立筋は遅筋というふうに大まかに分類します。

筋トレで鍛えたい 歩き続けるために 重要な3つの筋肉

骨盤よりも下にある「遅筋」で、**歩くときに重要な役割を果たしているのは、お尻の大殿筋、内ももの大内転筋、そしてふくらはぎの深部にあるヒラメ筋の3つ**です。この3つの筋肉のうち、どこの筋力が低下しても歩行に影響が出てきます。歩く力を保持するためには、重点的に鍛えましょう。

歩くためには、下半身の筋肉が重要。下北沢病院の理学療法士が特に着目しているのがこの3つ。

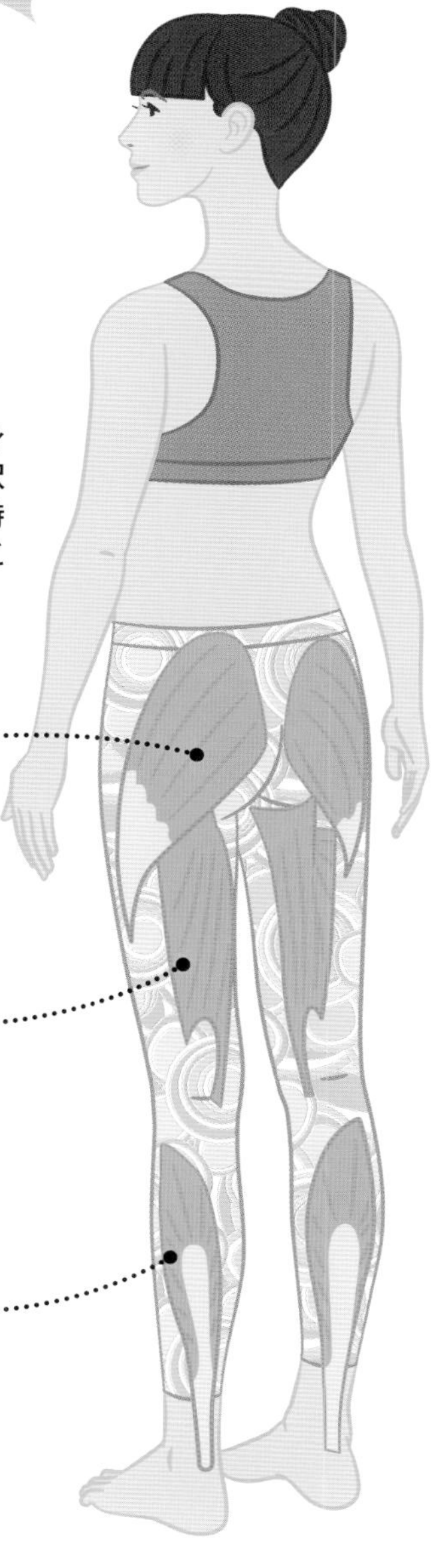

大殿筋

お尻で最も大きな筋肉で、お尻の丸みを形成。太ももを後方に振るときに使われる。

大内転筋

ももの内側を走る内転筋群の中で最も大きな筋肉。開いた脚を内側に閉じる動きで使われる。

ヒラメ筋

大部分が腓腹筋《ひふくきん》に覆われている。足のつま先を伸ばすときに働く。アキレス腱につながっている。

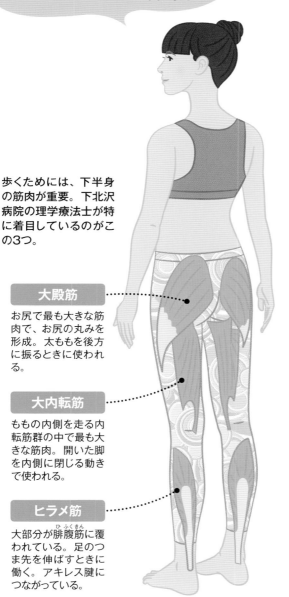

大殿筋トレ

大殿筋を鍛えるには有名なスクワットのほか、ヒップリフト、フロントランジが効果的。
どれか1つだけでも習慣的に行おう。
ヒップリフトは両足をつけて行ってもかまわない。

歩くときに必要なバランス力もつける

フロントランジ

足を大きく前に踏み出す筋トレ。バランス力も鍛えられる。ぐらぐらしないように気を付け、行おう。

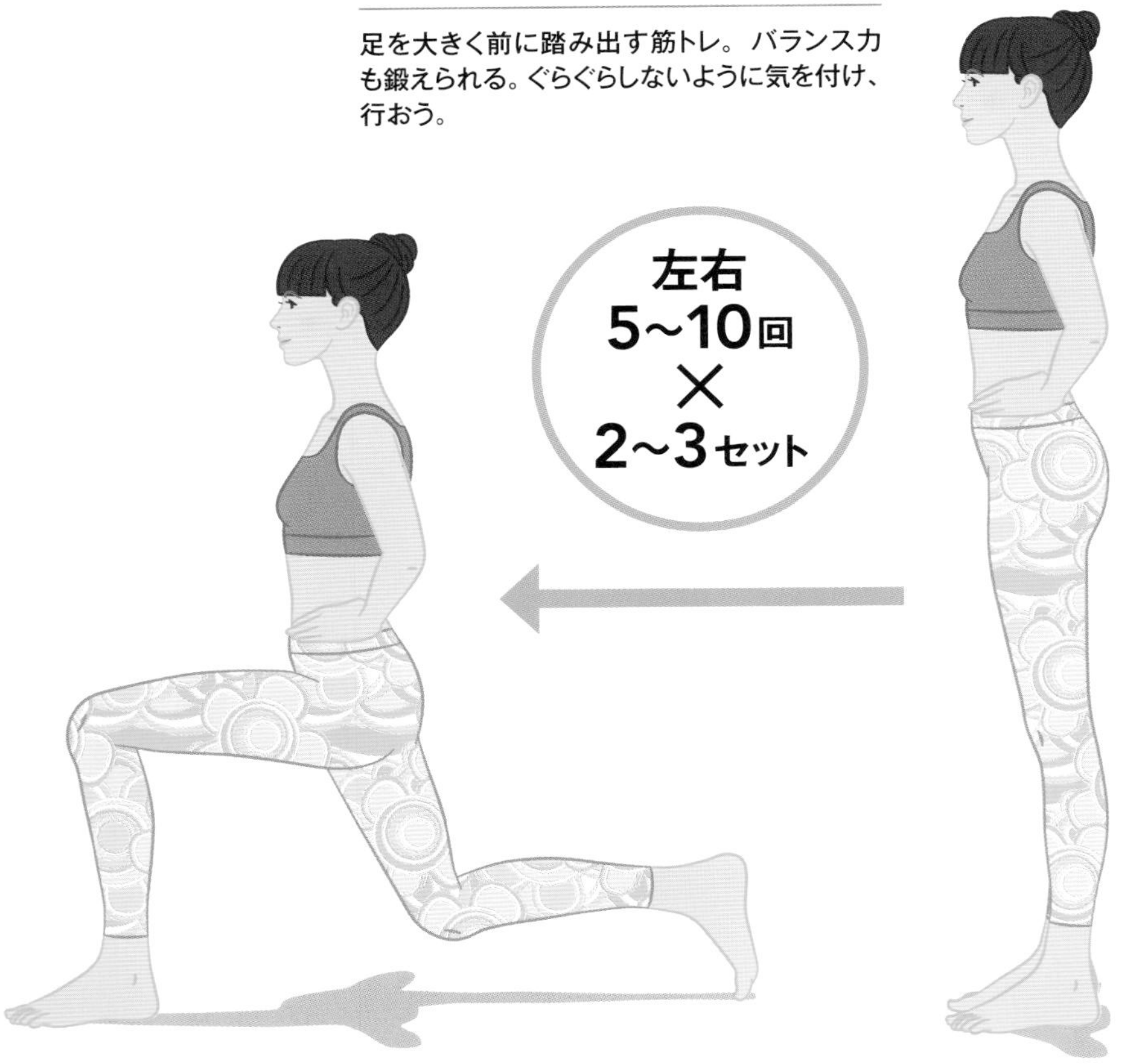

片足を大きく前に踏み出し、太ももが水平になるくらいまで腰を深く下げる。次に踏み出した足を元に戻す。これを左右交互に繰り返す。

姿勢よく背すじを伸ばして立ち、両手を腰に当てる。

寝たままできて、ヒップアップにも

ヒップリフト

寝たままお尻を持ち上げる筋トレ。片足で支えるのが難しければ、両足をついて行ってもいい。これも体がぐらつかないように行おう。

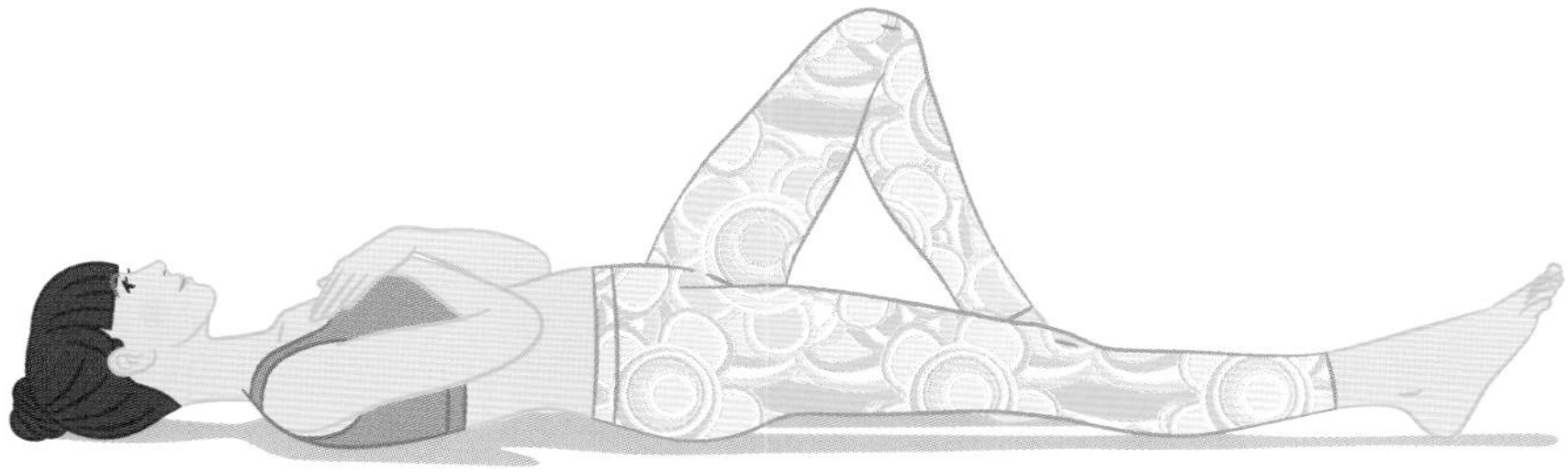

あおむけになって寝て、胸の前で腕を組む。左脚は曲げて、右脚は伸ばす。

2 セット

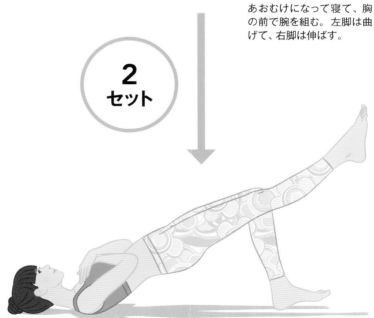

お腹に力を入れてお尻を持ち上げ、つま先は上向きのまま、10秒キープ。上体から脚までが一直線になるようにする。お尻を下ろして、脚を替えて同様に行う。

大内転筋トレ

大内転筋は、ももの内側にある筋肉。
脚で大きめの枕を挟み、ぎゅっと力を込めてトレーニングしよう。

枕挟みトレ

大内転筋のトレーニングは枕を使うとやりやすい。このときまっすぐに立つことが大切。前かがみの姿勢などになると、内ももにきちんと力が伝わらない。立って行っても、寝て行ってもいい。

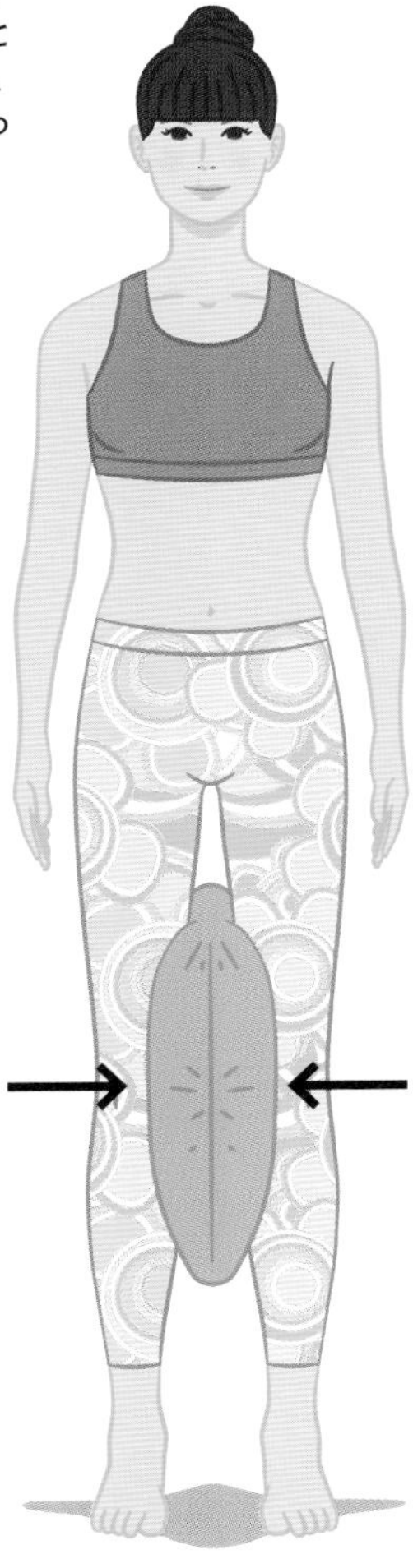

まっすぐに立ち、枕を縦にして脚の間に挟む。そして内ももで枕をつぶすようなイメージできつく挟み、そのあと力を抜く。

10～20回 × 2～3セット

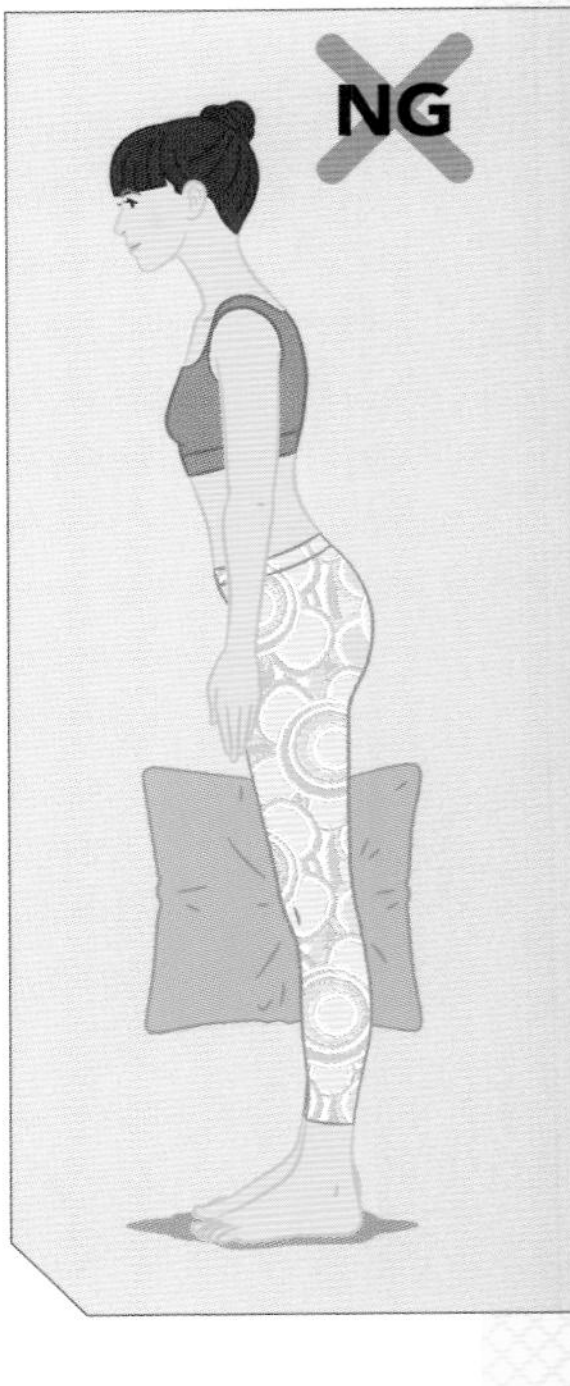

ヒラメ筋トレ

ヒラメ筋を含む下腿三頭筋を鍛えるには、「ヒールレイズ」。
カーフレイズともいう。
かかとは上げ過ぎず、できる範囲内で続けよう。

ヒールレイズ

両足で立った状態でかかとを上げ、ゆっくりかかとを下ろす。バランスをくずしそうなときは、壁や机に手をついて。

10～20回 × 2～3セット

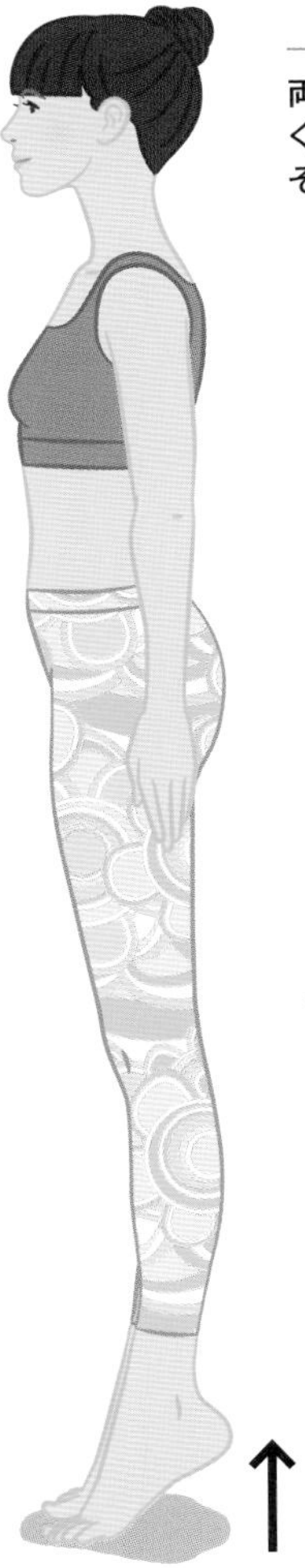

かかとを上げる

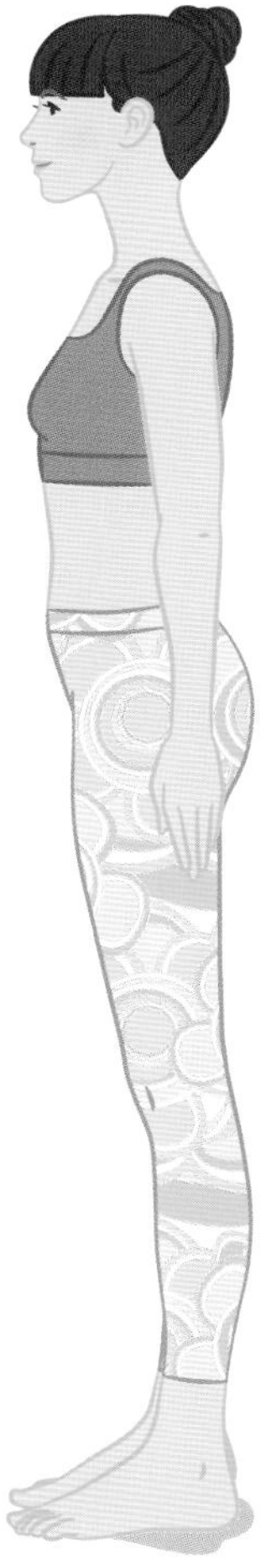

両足で立った状態

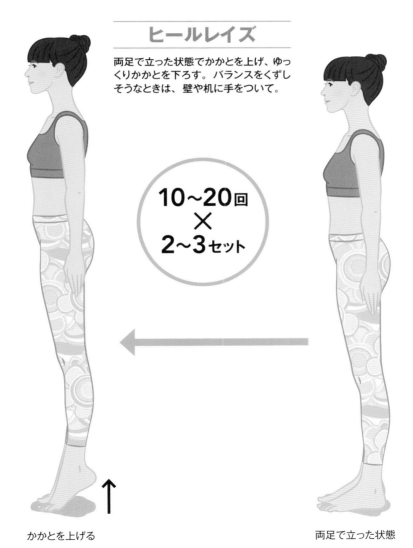

ロコモ度テストを随時行うことが大切

歩く力を失っていないか歩いてチェックする

歩き続けるための筋トレで、重要な一つが大殿筋トレです。大殿筋はお尻の大半を占めている筋肉で、股関節の伸展（ももを後ろに振る）、外旋（ももを外側に開く）のほか、靭帯《じんたい》を介し、ひざ関節の伸展（曲げたひざを伸ばす）という働きもあります。**そのため大殿筋が落ちてくると、ひざが痛くなったりするだけでなく、股関節まわりなど、さまざまな場所に問題が出てきます。**

それを防ぐためには、有名なスクワットのほか、ヒップリフト（P51）、フロントランジ（P50）を。ヒップリフトは片脚ずつの方法を紹介しましたが、難しければ、両足を床につけて、お尻だけ上げる形にしてもかまいません。

フロントランジは片足を前に踏み出して、腰を下げていく運動ですが、大殿筋のほか、太もも前面の大腿《だいたい》四頭筋や太もも裏のハムストリングスも刺激します。上体が前かがみにならないよう、まっすぐ正しい姿勢で行うことが大切です。

そして次に着目したいのは内ももの大内転筋。大内転筋は、股関節とひざをつなぐ筋肉で、骨盤が横に揺れるのを抑える役割があります。これは脚をギューッと閉じるだけでも鍛えられるので、ひざの間に枕を挟んで鍛えてください。

そして最後に、ふくらはぎにあるヒラメ筋。ヒラメ筋は大部分を腓腹筋《ひふくきん》に覆われている扁平《へんぺい》な筋肉です。腓腹筋もヒラメ筋もアキレス腱につながっていますが、主に足首の動きをコントロールするのは、ヒラメ筋です。「ヒールレイズ」は文字通り、かかとの上げ下げ。不安定になる人はイスの背もたれなどに手をついて行ってください。また逆に余裕で行える人は、壁などに手をついて、片脚ずつで行ってみてもいいでしょう。

1日1万歩が必要と思っている方も多いですが、**中之条研究によると、1日8000歩、20分の速歩きが良いようです。** またイギリスでは『アクティブ10』という1日10分の速歩きをして、健康増進を図る運動も始まっています。「歩く力」が弱まっていないか確かめるためにも、歩くようにしてください。

年齢を重ねると、足が上げづらくなってきたり、関節が動きにくくなったりすることもあります。そうした変化を感じたときは、**随時ロコモ度テストなどで確かめて、筋トレを。** 足に余分な負担がかからないように脚をストレッチし、鍛えていくことも、足病医学の発想です。いくつになっても自分の思いのままに場所に移動できるように、「歩く力」を守っていきましょう。

大殿筋＋ヒラメ筋トレ

スクワットとヒールレイズを組み合わせ、大殿筋とヒラメ筋一気に鍛える方法もある。
壁やイスなどに手をついて行うといい。

スクワットからの ヒールレイズ

ヒラメ筋を含む下腿三頭筋と大殿筋、大腿四頭筋、ハムストリングスを鍛えられる。

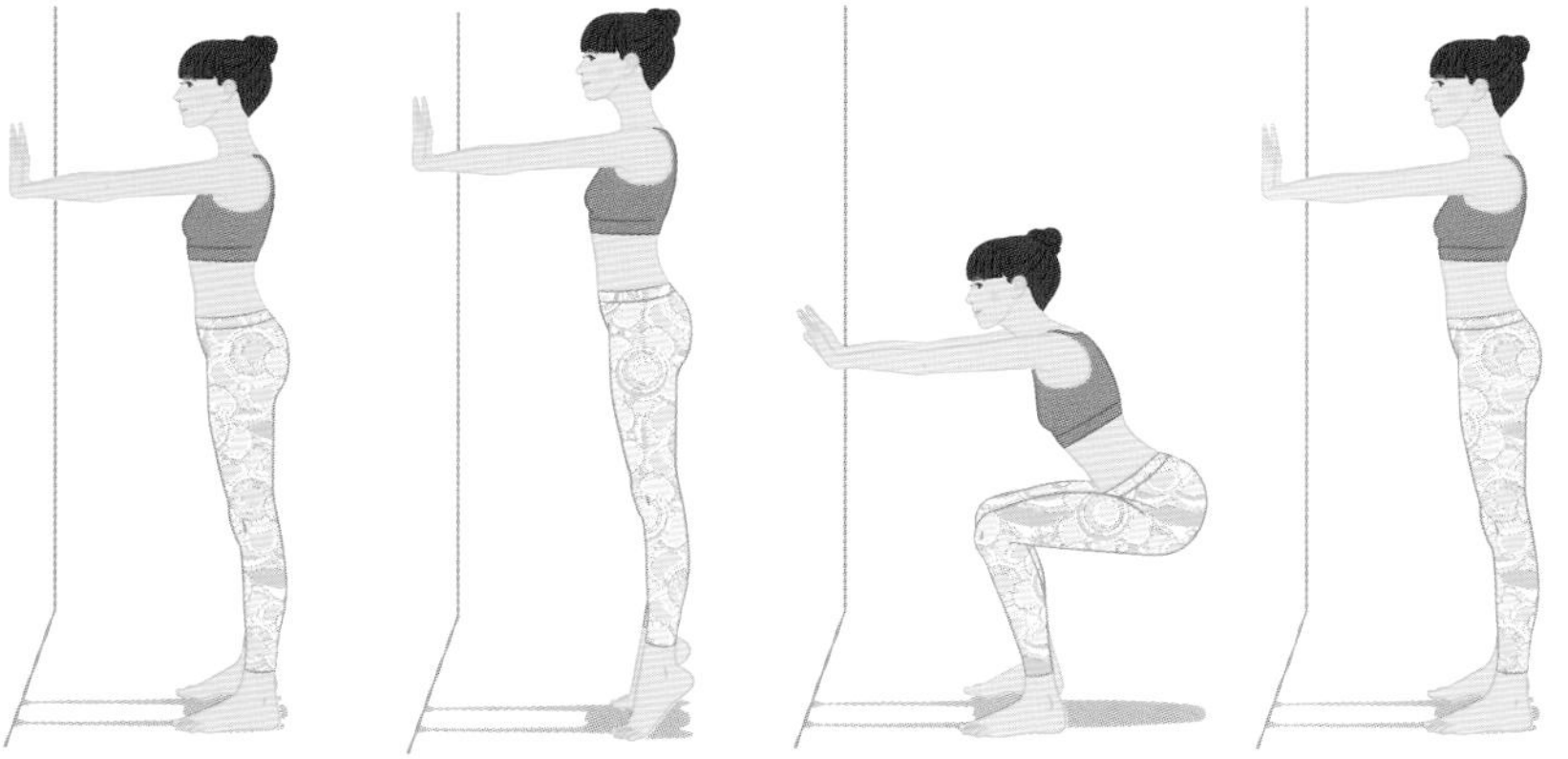

1
足を腰幅に開き、イスの前に背すじを伸ばして立つ。両足のつま先はまっすぐ前にする。

2
足裏はつけたまま、3秒かけて、ひざを曲げて、お尻をまっすぐ下げる。ひざはできるだけ90度まで曲げる。

3
元の姿勢に3秒かけて戻り、かかとを上げて1～2秒キープする。

4
かかとを下ろす。

10回 × 3セット

下北沢病院のYouTubeでも確認できます!
（2つ目の体操：
スクワットからの踵上げ）

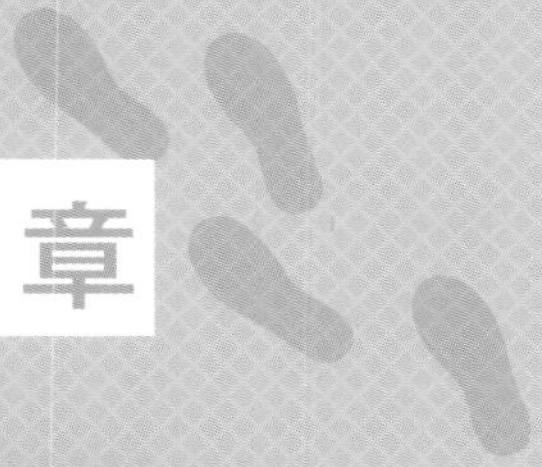

第3章

足の異変は親指で確認!?

水虫、巻き爪、外反母趾…
足のトラブルを防ぐには
足を見ることも大切

多くの人が悩んでいる足の病気、
水虫、巻き爪、外反母趾を中心に、
予防法やセルフケアについて解説します。
ポイントは親指！

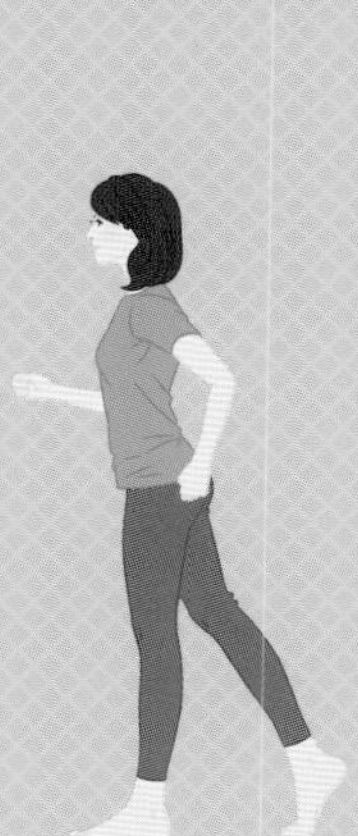

足の耐用年数は50年？

足の病気を防ぐには、1日1回足を見る！

歩行の基盤となる「足」。しかし、足は角質が厚く、刺激に強くなっているため、少しの痛みだと放置してしまうことが多いようです。

ただ、**足にも、体のほかの部位と同様、いわば〝耐用年数〟があります。われわれ下北沢病院の医師たちは、それを50年と考えています。**姿勢を保ち、体を動かす筋肉は50歳を境目に下り坂に入ります。老年医学の統計によると、50歳から70歳までの20年間で筋力が15％、筋量が10％減少するとされています。筋量だけでなく、皮膚や血管も、50年ぐらいを境に加齢によるさまざまな病的変化が出てきます。50歳以降も足をしっかりと機能させるためには、メンテナンスを加えていく必要があります。

足にトラブルがあると、それをカバーしようと歩き方が悪くなります。歩き方が悪くなるとひざや腰が痛くなり、姿勢のバランスも崩れ、ほぼ全身にトラブルが広がってしまいます。だから、足のケアは、体のほかの部位や臓器の健康を守ることにもつながります。そこで、まずは入浴時や寝る前に「足」をしっかり見てほしいのです。

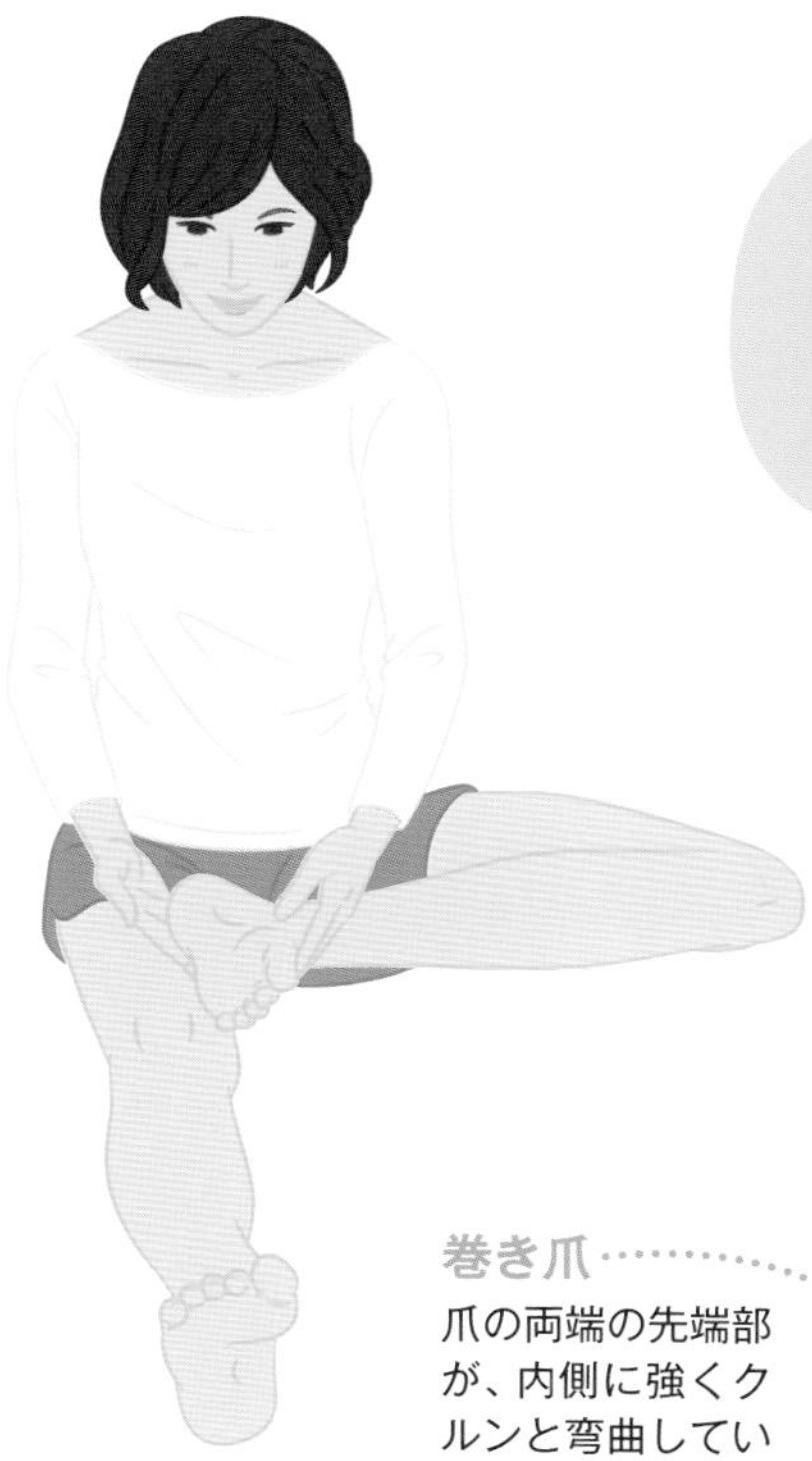

入浴時に タコ、水虫がないか 足を見よう

歩くことに加え、大切なのは、自分の足を自分でよく見て、その健康状態を毎日確かめること。入浴時や入浴後、寝る前などに自分の足裏、足の指の間、足の甲などを観察して、タコ、ウオノメ、水虫などがないか確認しよう。足に傷などがないかも入念にチェックを。

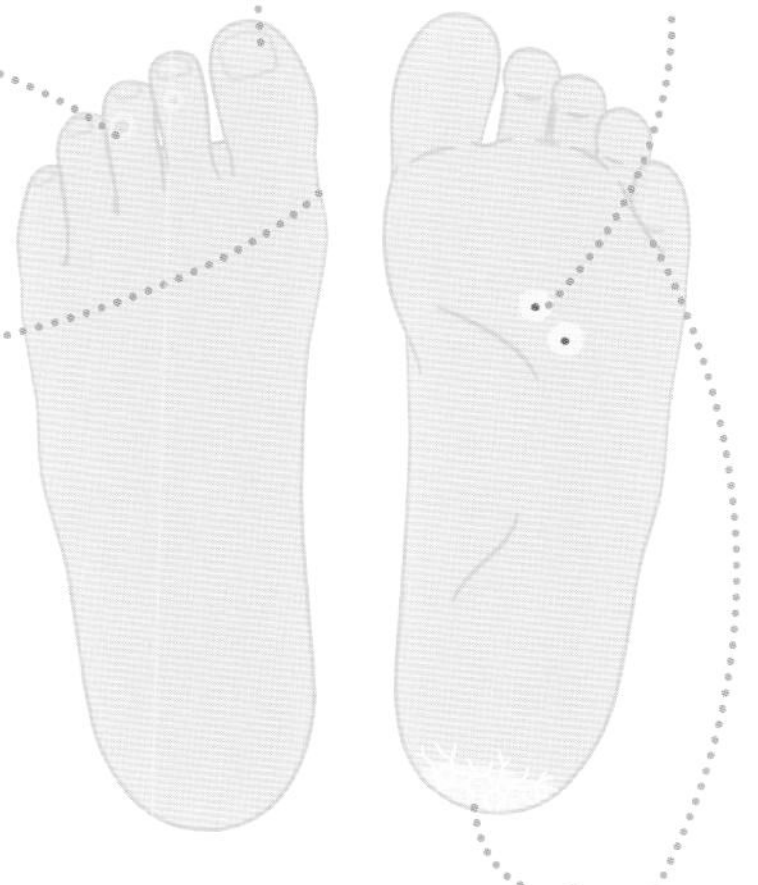

巻き爪
爪の両端の先端部が、内側に強くクルンと弯曲している状態。

ウオノメ
同じ部位に、圧や摩擦が繰り返し起こることで、皮膚の内部が硬くなって膨らんだもの。

タコ
同じ部位に、圧や摩擦が繰り返し起こることで、皮膚の外部が硬くなって膨らんだもの。

外反母趾《がいはんぼし》
母趾（親指）の付け根の関節が、小指側に“くの字”に曲がった状態。小指が親指側に曲がっていると内反小趾。

水虫
白癬菌が原因。足指の間が白くふやけたり（趾間型）、かかとがガサガサに（角質増殖型）。

後脛骨動脈《こうけいこつどうみゃく》

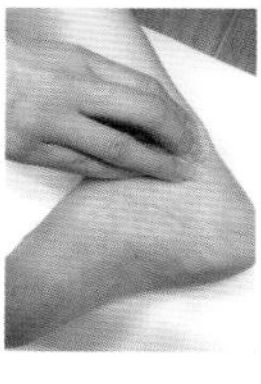

足背動脈《そくはいどうみゃく》

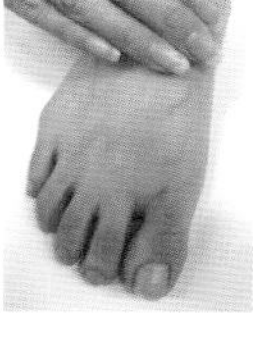

足の血流を感じてみよう
足の甲や内くるぶしに手を当て、拍動があるか確認しよう。

足の5つのチェックポイント
足の皮膚、形、色などを自分で見る

1日に1回、床やイスに座って、ひざから下を引き寄せて、足を見る習慣をつけてください。ここからは足の病気を防ぐ5つのチェックポイントを紹介します。

① 足裏の状態を確認

足裏の皮膚には、タコ、ウオノメができやすくなっています。タコやウオノメは皮膚に圧や摩擦が繰り返し起こることで、角質が肥厚した状態です。タコは角質の肥厚が皮膚の「外部」に膨らんだもの、ウオノメは角質の肥厚が「内部」に食い込んだものです。怖いのは、足にタコがあっても何も感じない場合。糖尿病で、血糖値が高い状態が続いていると、次第に神経は働きを失い、痛みを感じにくくなります。そんな状態でタコが刺激され続けていると、タコに隠れて潰瘍《かいよう》ができてしまうことも。

② 足表面、爪を見よう

足指にもタコ、ウオノメがないか見ましょう。次に水虫が起こりやすい足指の間を確認。水虫は、白癬菌《はくせんきん》という真菌(カビ)が原因です。水虫は高齢になるほど増えますが、白癬菌が皮膚バリアを破壊してしまうため、ばい菌の侵入口になってしまいます。しかも水虫は皮膚だけでなく、爪にもできます。これを「爪白癬《つめはくせん》」といいますが、足の親指に多く発症し、爪に変形をきたします。爪がどんどん分厚くなり、足が痛くなります。また、爪の両端が丸まる巻き爪がないかも確かめましょう。

③ 足の血流を感じる

足の甲に手を当て、足背動脈の拍動を触れてみましょう。また内くるぶしの後方にある後脛骨動脈《こうけいこつどうみゃく》の拍動も同様に。そこでトクトクした拍動が感じられれば、血流は保たれています。また両足の親指に毛が生えているかどうか。血流障害があると、毛が生えなくなったり、あるいは汗をかきにくくなって皮膚が乾燥することがあります。

④ 足全体の色味を確認

足の血流が悪くなって、皮膚の色調が変わってきていないかをチェック。また足全体を触って、温度も確かめてください。

⑤ 足全体の形を見る

親指を上に反らせられますか?また、足指が変形していないかも見ましょう。

足からの小さなサインを見落とさないためにも、自分の足はきちんと見てください。

靴底チェック

歩く姿勢は大丈夫？

靴底の減りで自分の歩く姿勢を確認

歩く際には、姿勢も大切です。**歩く姿勢が悪いと、たくさん歩いても、どこかしらに負荷がかかってしまいます。**

しかし、自分で自分の歩く姿勢を確認することは難しいでしょう。そこで、自分の歩く姿勢が悪くなっていないか、ときどきは「靴底チェック」をしてください。女性は、ヒールのある靴ではなく、スニーカーなどでチェックしてください。

自分が普段よく履いている靴の底を見て、かかと部分の外側が左右均等にバランスよく減っていれば問題はありません。この場合、体重移動がうまくできています。

しかし、靴底の減り方が**左右で著しく違う場合は体のどこかに問題点**があり、過度な負荷がかかっています。また、**かかと全体、あるいは内側が減っていたりするのは、歩き方が悪い証拠**です。左ページの図を参考に靴底を見てください。

あなたは大丈夫？ 靴底の減りをチェック

靴底の減り方で左右差が著しくあるときは、体のどこかに問題点があり、足になんらかの過度な負荷がかかっているということ。ときどきは靴底を自分でチェックしてみよう。

正しい減り方

左右の足ともバランスよく、かかとの外側が少し減っていればOK。歩くときは、かかとの少し外側から着地し、次に足裏全体がついて、すねが前に倒れ、親指の付け根で地面を蹴っていく。これは正しい歩行をしている証拠で、足首や足の親指の関節が効率よく使えているので、大きな問題はない。

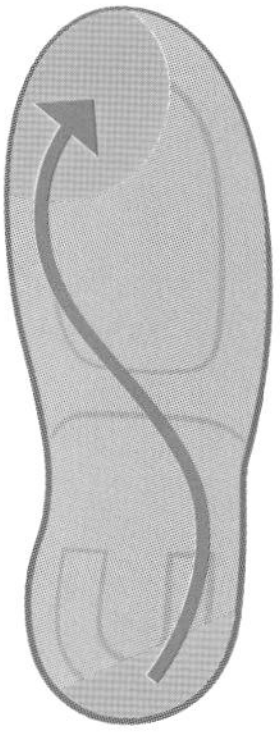

矢印は体重移動

左右非対称

姿勢などによって脚の長さが非対称だったり、どちらかの足に重心が偏っていることが考えられる。

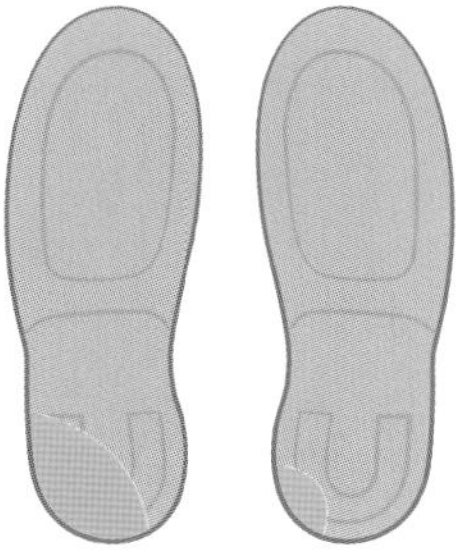

かかと全体

前方への体重移動がうまくできず、後ろ重心で、かかとを擦って歩行している可能性がある。

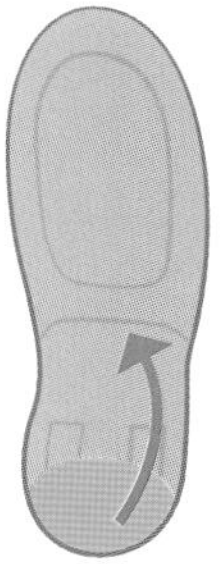

外側だけ

外側が強くすり減るのは、重心を内側に移動できず、衝撃を十分に吸収できていない可能性がある。

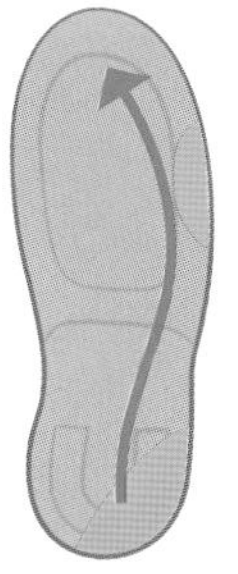

内側だけ

内側がすり減るのは、かかとが傾き、過度にアーチが崩れた「回内足」の状態になっている可能性がある。回内足はさまざまな足トラブルの原因になる。

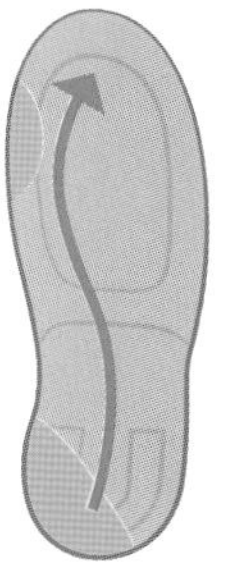

巻き爪❶

親指に多い巻き爪のメカニズム
しっかり足指を使わないと巻き爪に

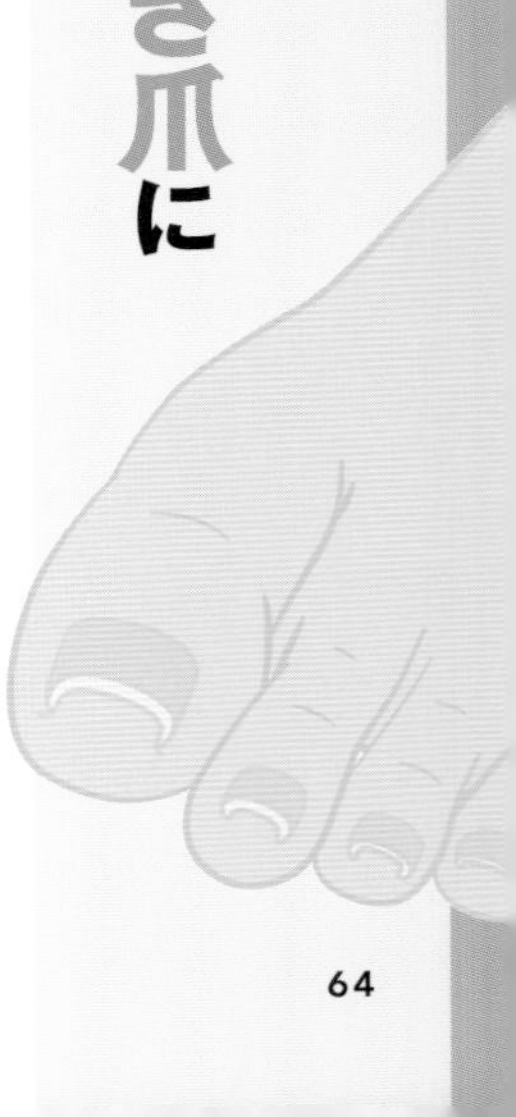

足のチェックには、爪も含まれていましたが、ここで爪の重要性についてご説明しましょう。

実は**足の爪も、体重を支えるという重要な役割を担っています。**つま先にグッと重心をのせたり、足で支えたりするとき、指先には負荷がかかります。爪はその負荷がかかる指先を補強する働きをしているのです。

そんな足の爪が内側に丸まって「巻き爪」になってくると、足指に強い痛みを引き起こすことがあります。

そもそも手の爪も足の爪も、巻き気味に生える性質を持っています。親指でしっかり地面を踏みしめ、足指に正しく体重がかかっていれば、そのたびに足指は地面から押されます。すると爪は下から押されて丸まらず、足指に沿ったなだらかな曲線を保つことができます。しかし、**足指の爪に均一に力がかからないようになると、爪はどんどん巻いていってしまうのです。**

爪は巻く性質がある 足の指をしっかり使うとなだらかに

爪はもともと巻き気味になる性質がある。足指をよく使い、指に正しく荷重がかかっていれば、指の肉が地面から押し返されることによって爪はなだらかになる。運動不足などで、足指が使われていないと、爪は巻いてくる。

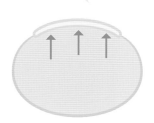

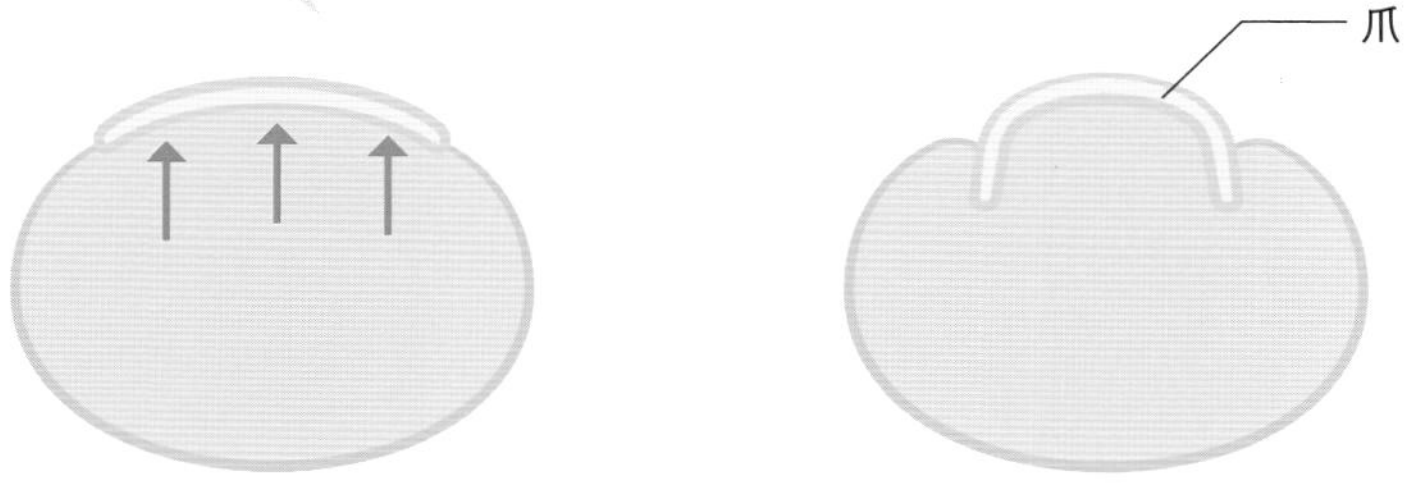

指をしっかり使うと
なだらかになる

指を使わないと
巻いてくる

院長の菊池が世田谷区で訪問看護、デイサービスを利用している高齢者676人に対して行った調査では、巻き爪や、爪が下方にカーブしながら皮膚の中に伸び、痛みを生じる「陥入《かんにゅう》爪《そう》」がある人は、32・1%でした。内訳は男性22・4%、女性38・0%です。

高齢になり、あまり自分の足で歩かないようになると、足指が地面から押されることがなくなり、巻き爪や陥入爪が進行してしまうのです。巻き爪は親指に発症することが多いですが、ほかの指でも起こります。高齢者であまり歩かない方になると、全部の足指の爪が巻いてしまうこともあります。巻き爪や陥入爪などの爪トラブルに悩まされている潜在患者数は、いまや1000万人に及ぶといわれています。

巻き爪❷

足指の先端に合わせて爪を切って予防する

爪の正しい切り方を覚えよう

陥入爪と巻き爪はちょっと違いますが（左図）、**爪が巻いていても刺さっていても、痛みがなければ治療する必要はありません。**軽症で痛みもない場合は、自分でケアをしていくことも可能です。

巻き爪や陥入爪は、予防が大事です。そのためにまず気をつけたいのは、爪の切り方です。足の指は、体重がかかるたびに肉が地面から押されて、前方や左右に盛り上がります。歩くたびにはみ出した肉に爪が刺さると、ひどい場合は炎症を起こしてしまうこともあります。ですから足の爪は短く切り過ぎないこと。そしてラウンド状に整えるのではなく、**スクエア型に切るようにしてください。**爪の左右を、体重を支えるブリッジとして残したまま、先端だけを直線状にカットします。

足指の爪というと、靴に当たらないようについつい短くカットしてしまいがちですが、上から見て、指の肉が見えない程度に爪を残した方が、トラブル回避につながるのです。また、靴選びも重要ですので、１０９ページからを参照してください。

足の爪は上から見たときに指の下の肉がはみ出していないよう整えるのが理想。手の爪のように、指先の形に沿ってラウンド状に整えるのではなく、先端だけを直線状にカットしましょう。

爪の正しい切り方 知っていますか？

足指の長さに合わせて切る

爪は指の肉が見えない程度に切ること。スキー板と同じく、爪にある程度の長さがあれば、足指に体重がかかっても、爪が肉に刺さるようなことはない。

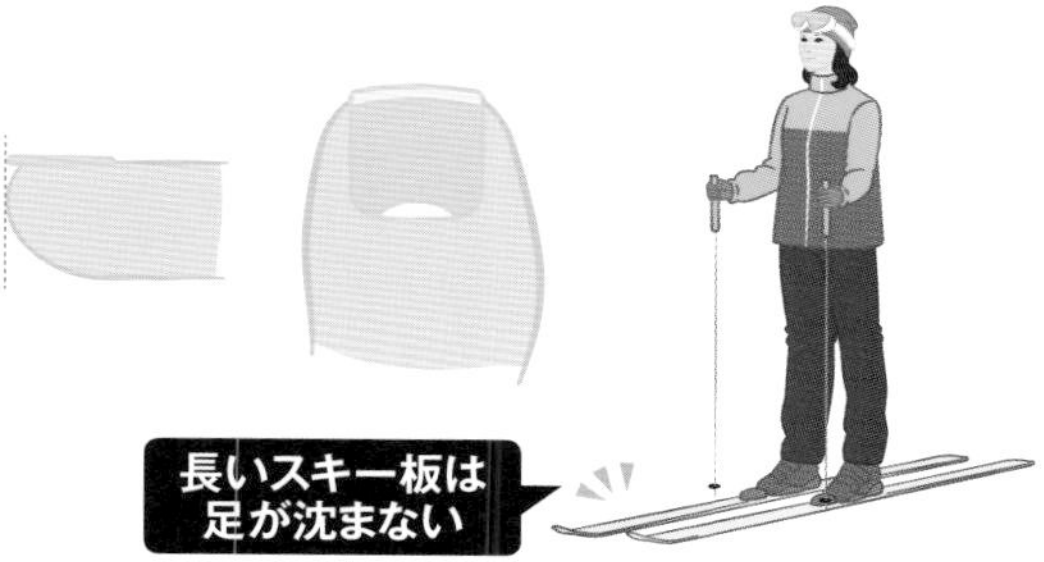

短く切ると まわりが盛り上がりやすい

爪を短く切り過ぎてしまうと、歩いたり運動したりして足指に体重がかかるたびに、爪が下からせり出す肉に刺さり、ひどい場合は炎症を起こしてしまう。深爪は避けたい。

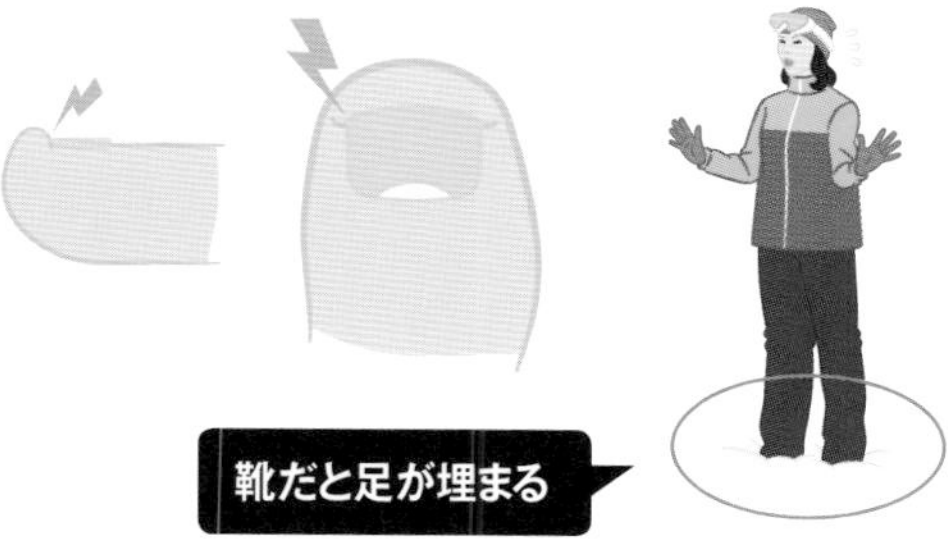

主な爪の変形

陥入爪

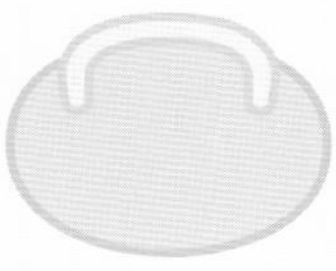

巻いていなくても刺さっている

爪が巻いていなくても、皮膚に食い込んで痛い状態を陥入爪という。外反母趾だと親指がねじれてきて、爪が刺さって腫れあがり、痛くてたまらないこともある。

巻き爪

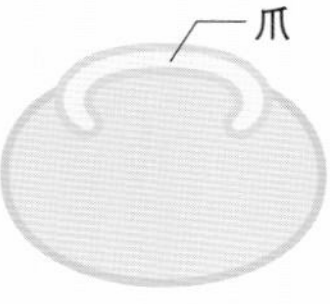

爪が巻いて食い込む

爪がだんだん巻いてきて皮膚に食い込むようになるのが巻き爪。これはあくまでも巻いている爪の形のことで、痛みがないのであれば治療は不要。

巻き爪、陥入爪対策は、指を使う、洗う
足指は「しっかり蹴り出す」

爪の正しい切り方、靴のほかに大切なのは、普段のケアです。

足の指をしっかり使わず、指に負荷がかからないことで、巻き爪や陥入爪につながります。だから、対策で最も大切なのは、親指できちんと地面を踏んで歩く意識を持つことです。かかと重心のペタペタ歩きにならないよう注意しましょう。

足のアーチは加齢とともに崩れやすく、アーチが崩れて扁平足《へんぺいそく》（低アーチ）や外反母趾になると、歩行時の蹴り出し動作のときに親指が正常に働かなくなります。親指の蹴り出し動作ができなくなってくると、足の人さし指にかかる負担が大きくなり、バランスが崩れ、トラブルがトラブルを呼ぶことにもなりかねません。

歩き方を見直すとともに、巻き爪、陥入爪対策には、足指エクササイズも習慣にしてください。足指が硬いと、蹴り出そうとしてもしっかり蹴り出せません。だから、**足指が使えるように準備をしておく**のです。

足で拳《こぶし》をつくるようなイメージで、**足指をギュッと曲げ、その上からさらに手で、**

足指が根元から曲がるように押します。このエクササイズを、左右の足で順番に何度か繰り返すのです。

足指の付け根から曲げるエクササイズは、足のアーチをつくる筋肉を鍛えられます。アーチがきれいに保たれていれば、体重は理想的に分散され、足に無理な負担がかかることなく歩くことができます。足指にも正しく負荷がかかるので、巻き爪、陥入爪の予防には最適のエクササイズともいえます。

また、**爪がトラブルを抱えないようにするためには、爪と皮膚の間を清潔に保つことも重要です。**巻き爪の人は、足指の爪の下に垢《あか》や角質がたまっていることがあります。爪の脇などは垢がたまっていても見えにくいので、やわらかめの歯ブラシや爪用のブラシで除去しましょう。お風呂にじっくり入って爪の垢も汚れもふやかした後にブラシをかけ、爪の下のゴミをかき出すよう心がけましょう。

足は心臓から最も離れた場所にあるため、どうしても血流が悪くなってしまいますし、常に靴の中でこすれていますから、一度痛みが生じたり、傷ができてしまったりすると、治りにくい傾向があります。巻き爪や陥入爪による小さな炎症から、体の中に雑菌が入って大事に至ることもありますので、爪まわりの小さな痛み、小さな異変でも見逃さないようにしましょう。

巻き爪を防ぐセルフケア

足指をしっかり曲げる練習をし、普段、しっかり足指を使って歩くクセをつけよう。爪の巻きはじめには、セルフケアで進行を防ぐこともできる。

Check! 足指、しっかり曲がる?

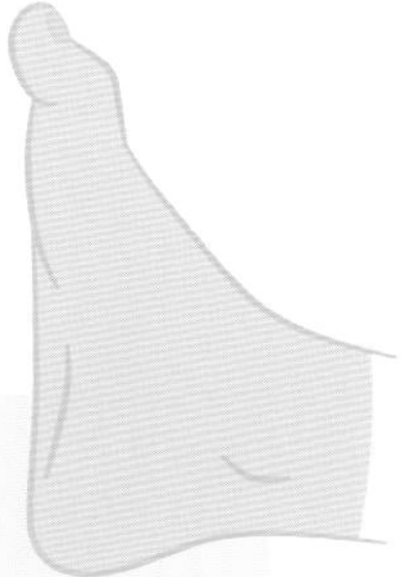

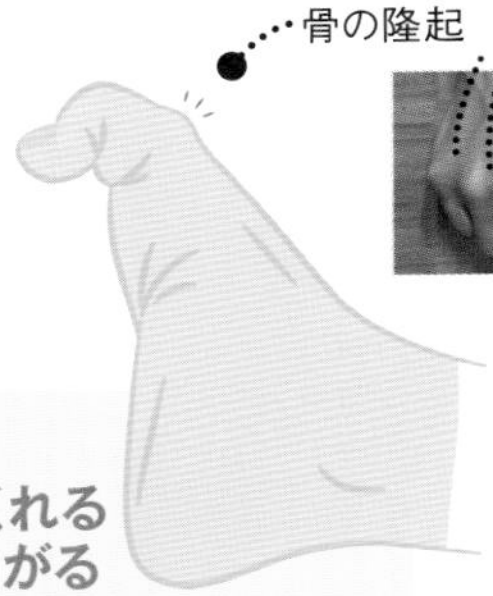

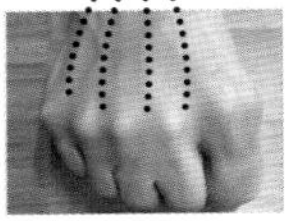

✕ 足指で拳をつくれない

指先しか曲げられない足指は、関節が硬くなり、足裏の筋力が低下している証拠。足のさまざまなトラブルの原因に。

○ 拳がつくれるくらい曲がる

足指下の骨が隆起するくらい足指が曲げられるなら、現時点で心配はない。

足指エクササイズで踏み込める足に!

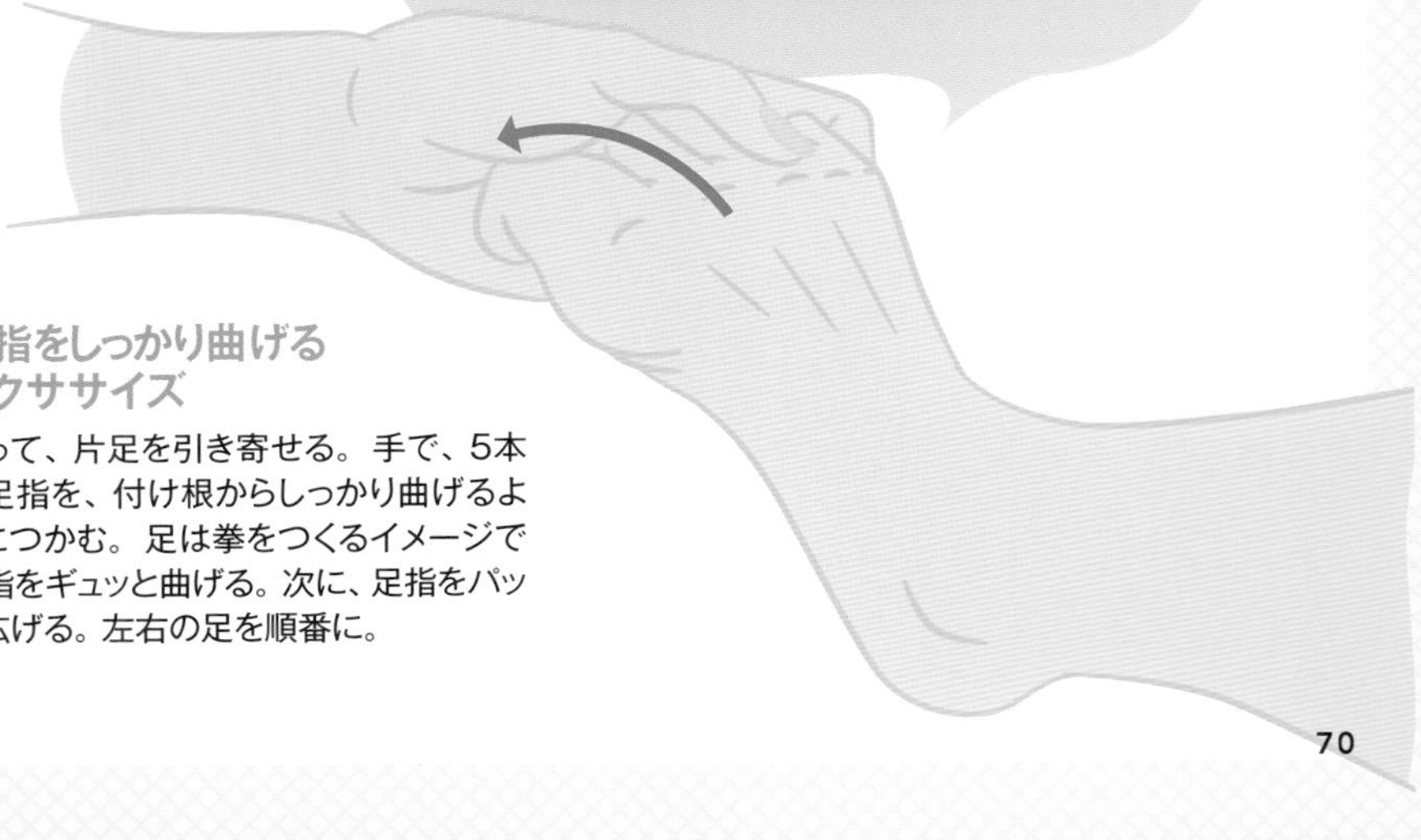

足指をしっかり曲げるエクササイズ

座って、片足を引き寄せる。 手で、5本の足指を、付け根からしっかり曲げるようにつかむ。 足は拳をつくるイメージで足指をギュッと曲げる。次に、足指をパッと広げる。左右の足を順番に。

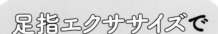

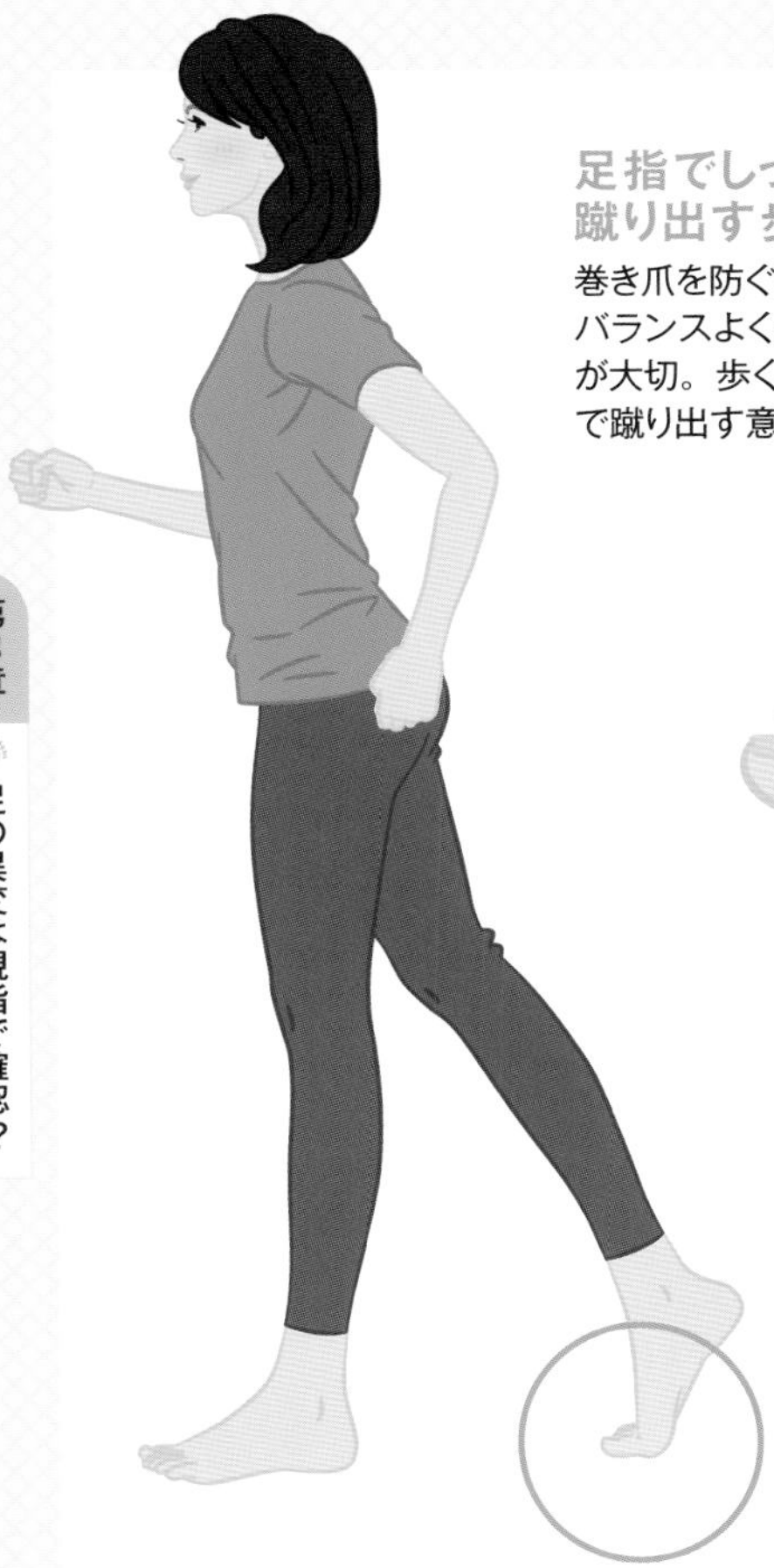

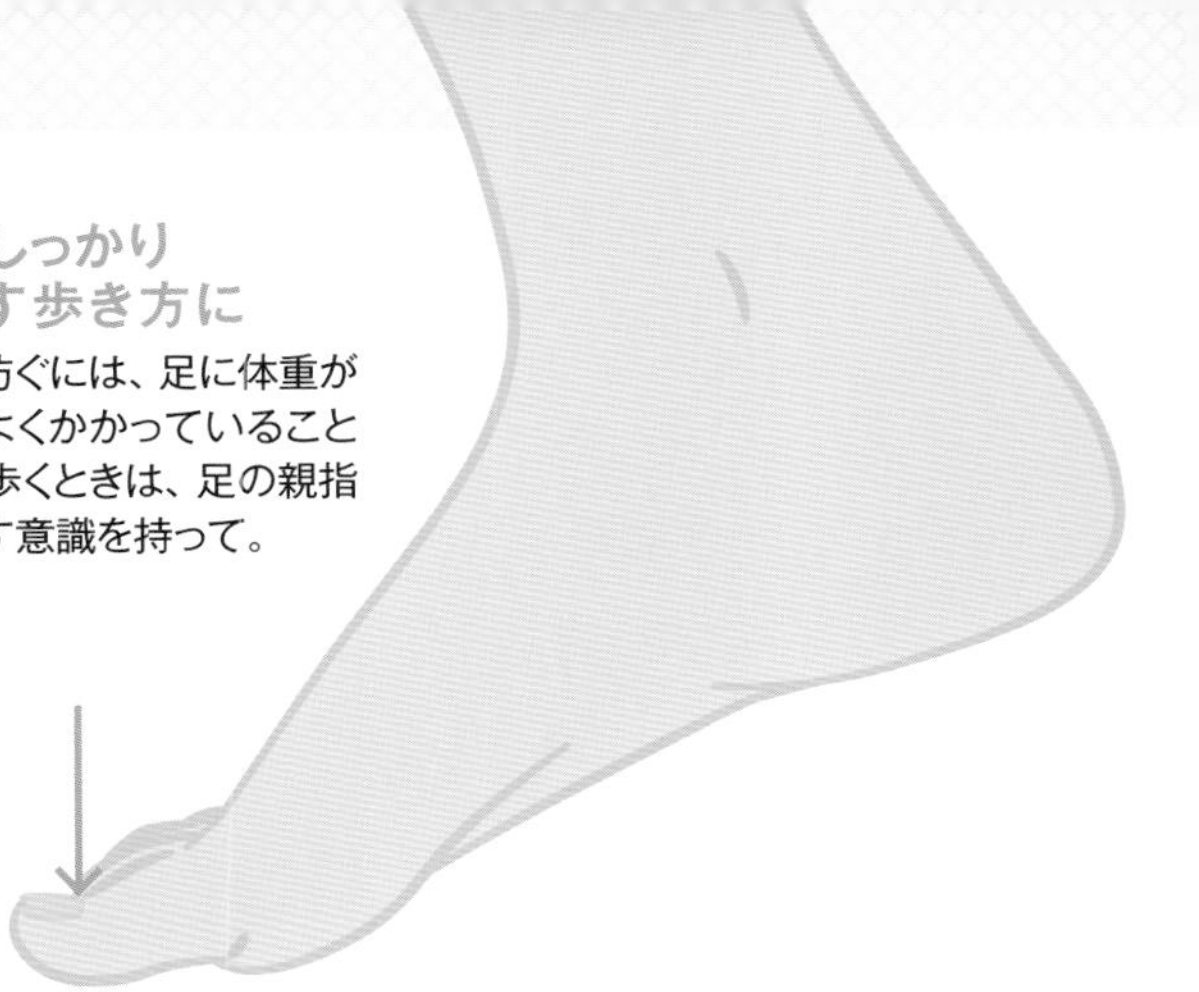

足指でしっかり蹴り出す歩き方に

巻き爪を防ぐには、足に体重がバランスよくかかっていることが大切。歩くときは、足の親指で蹴り出す意識を持って。

覚えておこう!
足指の健康を保つこんなグッズも

テーピングで巻き爪対策するなら

ココが巻いている場合

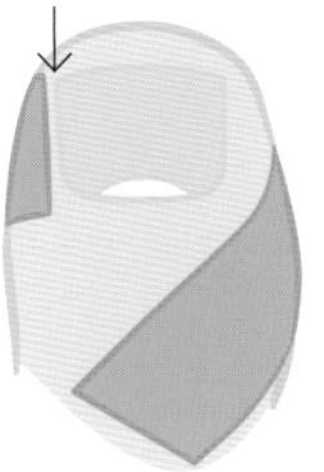

軽度の巻き爪対策にはテーピングも。爪が食い込んでいる部分をギュッと広げ、指の後ろの皮膚を引っ張るように、テープをらせん状に巻きつける。爪の上にはテープを貼らないように。

専用グッズも

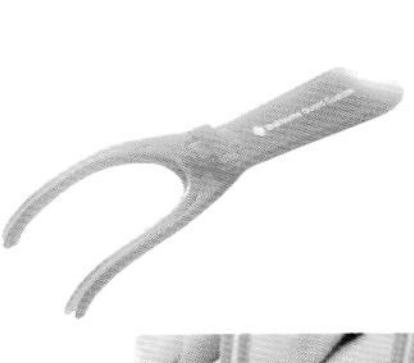

糸などを挟んで爪を持ち上げる

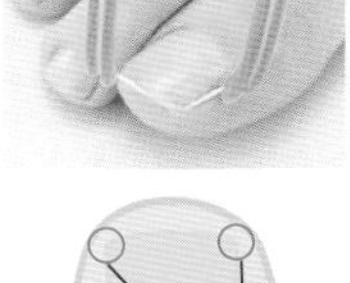

軽度の巻き爪のときに。こちらは自分で爪をわずかに持ち上げられるアイテム。特殊な糸を爪と皮膚の間に挟む。

「巻爪ガードクッション」
コジット

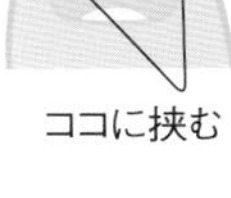

ココに挟む

足指の爪を歯ブラシで掃除するのも大切

歯ブラシで足指の間を掃除するのもいい。足の指の間や足の爪を洗うための専用ブラシも販売されている。

「あしラブラシ」
足育研究会

専用ブラシも

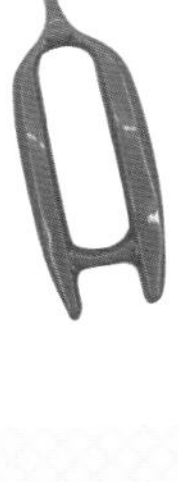

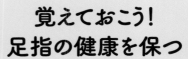

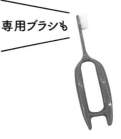

外反母趾❶

外反母趾とは
親指が外側に曲がり、付け根が出っ張る

外反母趾とは、「親指が外側に曲がること」と思っている人もいるかもしれません。確かに、「外反（外側へ曲がる）＋母趾（足の親指）」と書きますが、それだけが問題ではありません。

外反母趾とは、親指が外側に曲がることに加え、付け根側が逆に内側に出っ張ることを指します（左ページ図）。骨の配置を見ると、親指が外側に曲がるだけでなく、親指につながる足の骨、中足骨《ちゅうそくこつ》が開いていることがわかります。

日本整形外科学会の『外反母趾診療ガイドライン』でも、親指の骨である第1基節《きせつ》骨《こつ》と、第1中足骨が成す角度（外反母趾角）をレントゲンで確認し、20°以上ある場合を外反母趾と規定しています。

また、その度合いによって重症度を判定しています。

外反母趾とは?

足の親指が外側に曲がり付け根は出っ張っている状態

外反母趾は足の親指が外側に曲がるだけでなく、付け根が出っ張っているのが特徴。日本整形外科学会の「外反母趾診療ガイドライン」では、親指の基節骨と中足骨の骨軸で形成される「外反母趾角」が20°以上ある場合を外反母趾と規定している。

重症度	外反母趾角
軽度	20〜30°
中等度	30〜40°
重度	40°以上

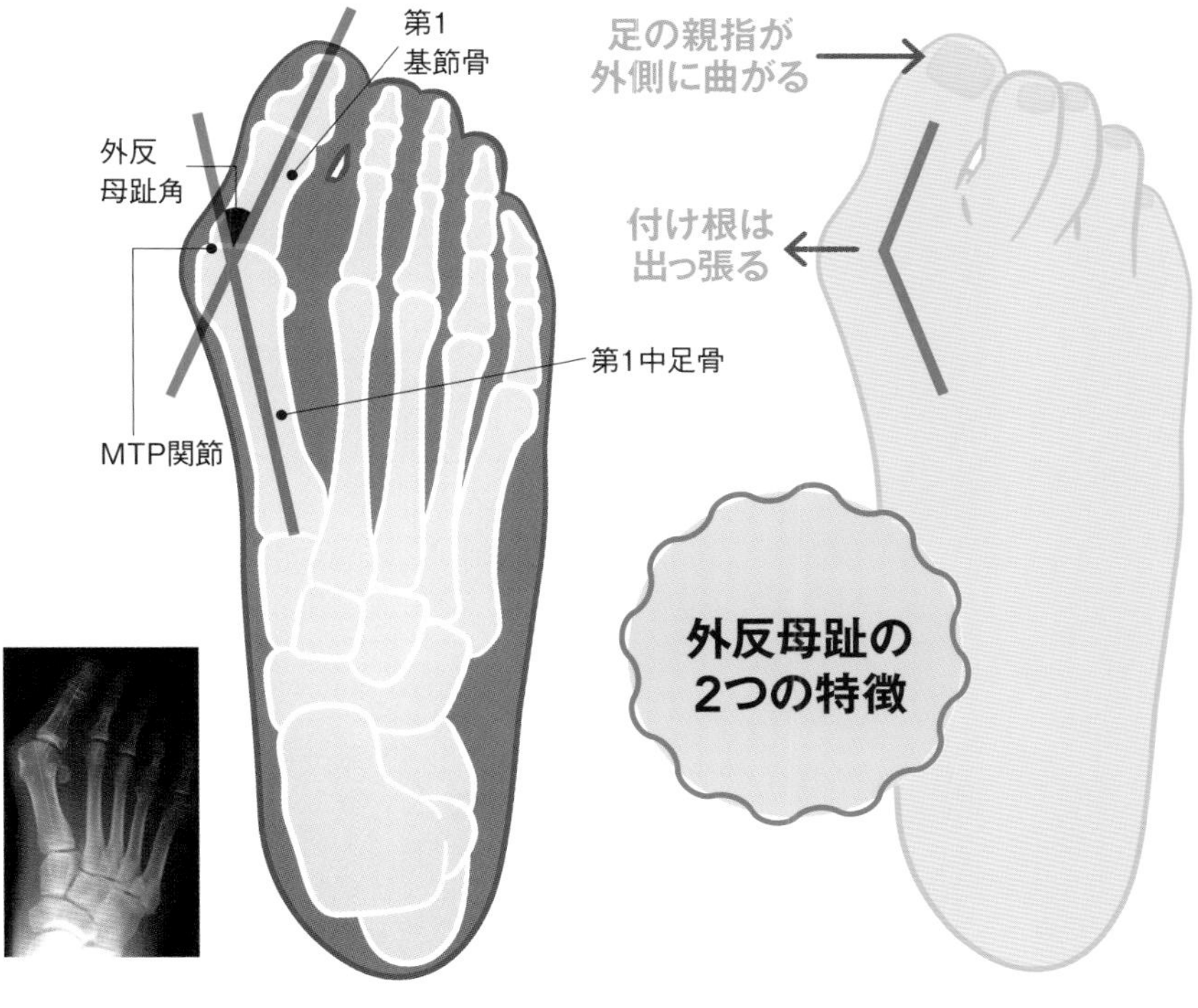

外反母趾❷

縦アーチも、横アーチも関わる
アーチの崩れは外反母趾の要因に

扁平足《へんぺいそく》だと外反母趾になりやすいといわれていますが、扁平足の人だけが外反母趾になるかというと、決してそうではありません。ただ、**「足のアーチの崩れ」が外反母趾につながりやすい**のです。

加齢や体重増加、身体の機能の衰えなどにより、土踏まずにある「内側の縦アーチ」に過度な負担がかかってくると「扁平足」になります。さらに足の前側に負担がかかると、5本の指の付け根を結ぶ横アーチが

外反母趾に伴いやすい10の症状

外反母趾になると靴を履いたときに出っ張った部分が当たって痛いだけではなく、歩行時に親指にきちんと負荷がかからないことから巻き爪や陥入爪になったり、親指以外の指が変形することも。

1. 接触による痛み
2. 親指の関節痛
3. 親指内側のしびれ
4. 第2、3趾の変形（足の人さし指、中指）
5. 中足骨骨頭部痛《ちゅうそくこつこっとうぶつう》、タコ
6. タコ
7. 陥入爪《かんにゅうそう》
8. 交叉指《こうさし》
9. 内反小趾《ないはんしょうし》
10. 開張足《かいちょうそく》

扁平足と開張足の違いとは？

開張足

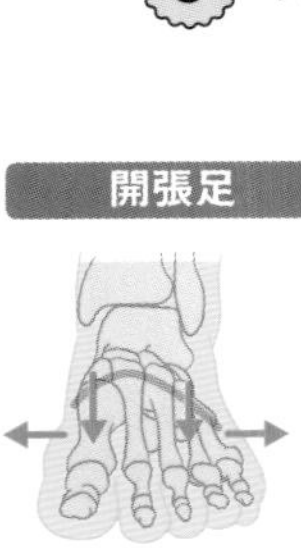

扁平足

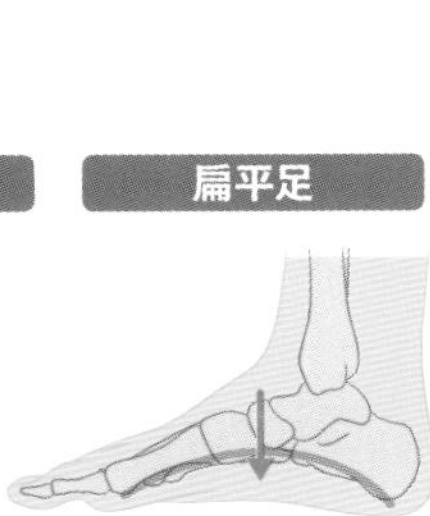

内側の縦アーチが落ちることを扁平足。5本の指の付け根を結ぶ横アーチが落ちて広がることを開張足という。

押しつぶされ、足の横幅が広がった「開《かい》張《ちょう》足《そく》」になってくることもあります。どちらが起こっても、踏み返しのときに、親指の付け根には大きな負担がかかってしまいます。親指の根元にあるＭＴＰ関節はこの踏み返しの外力を横に逃がすために外側に曲がってきます。だから、裸足で歩いても外反母趾にはなるのです。

一方、疫学調査の結果では、**ひざが痛む変形性ひざ関節症と外反母趾の相関が強い**こともわかっています。外反母趾は親指だけの問題ではないのです。だから、外反母趾は出っ張りの部分が痛むだけではなく、さまざまな症状を伴います（下図）。

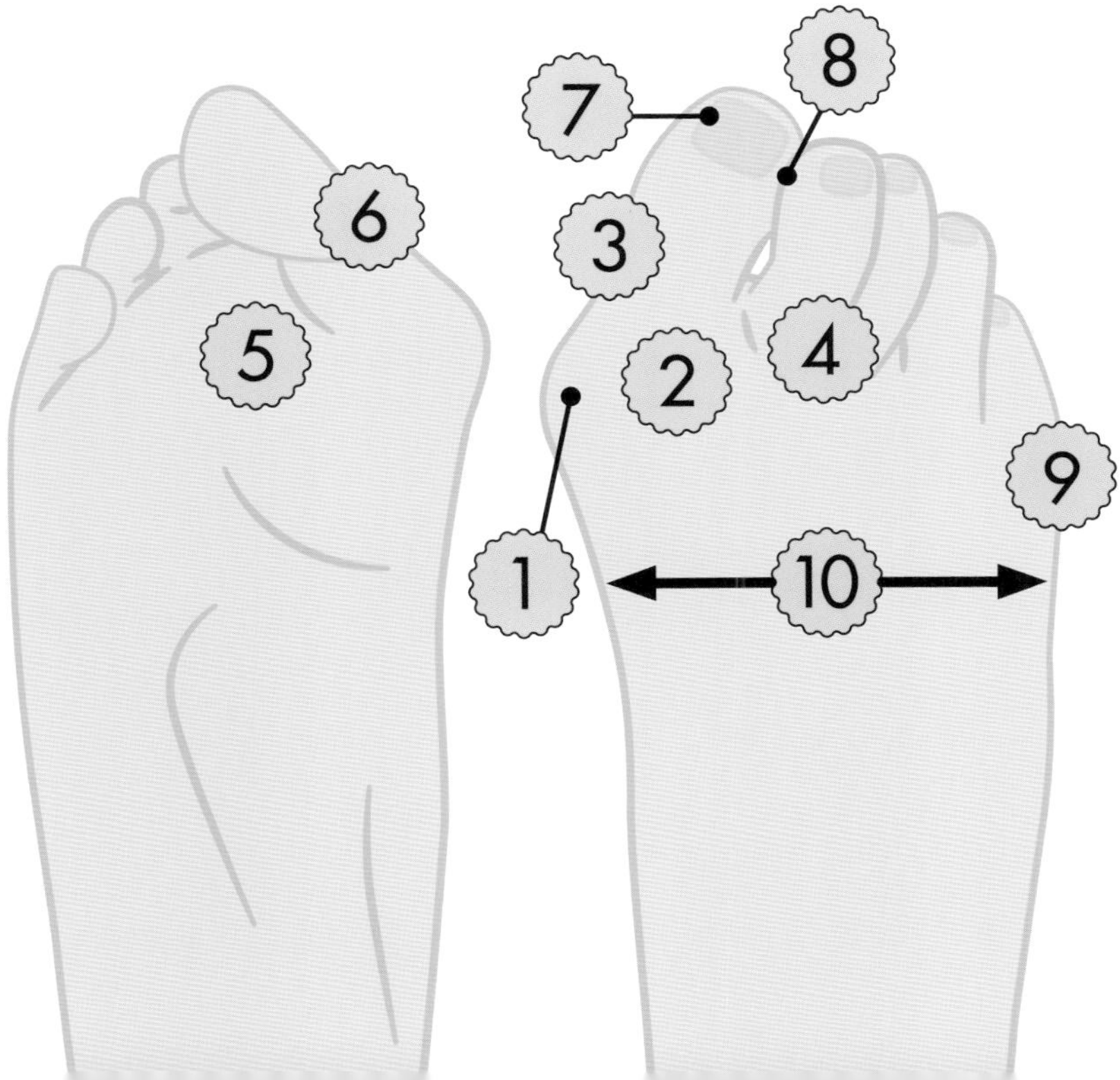

外反母趾は、歩く速さを落とす
親指の機能が落ち、歩行バランスを崩す

あまり、知られていないのですが、外反母趾になると、親指の機能が落ちてしまいます。具体的には歩行時の蹴り出し動作のときに親指が十分に働かなくなります。これは足病医学の生体力学の理屈になりますが、歩行時に地面をしっかり押して蹴り出すためには、親指の根元のMTP関節がしっかりと反ることが必要です。しかし、外反母趾で親指にあまり力を込めて蹴り出しができないとなると、親指ではなく、第2趾、第3趾、つまり足の人さし指、中指に蹴り出しの重心が移ってしまいます。するとますます第2趾や第3趾に負担がかかり、タコなども親指ではなく、第2趾、第3趾の下にできやすくなります。

つまり、**外反母趾が重症化すればするほど、親指は「歩行」という重要な役割から外れていきます。**外反母趾は歩行バランスを崩し、歩行速度を低下させるというデータもあります。だから、放置せず、きちんと様子を見て対処していくことが大切なのです。

ただ、足の親指が変形しているということだけでは、手術や治療の対象にはなりま

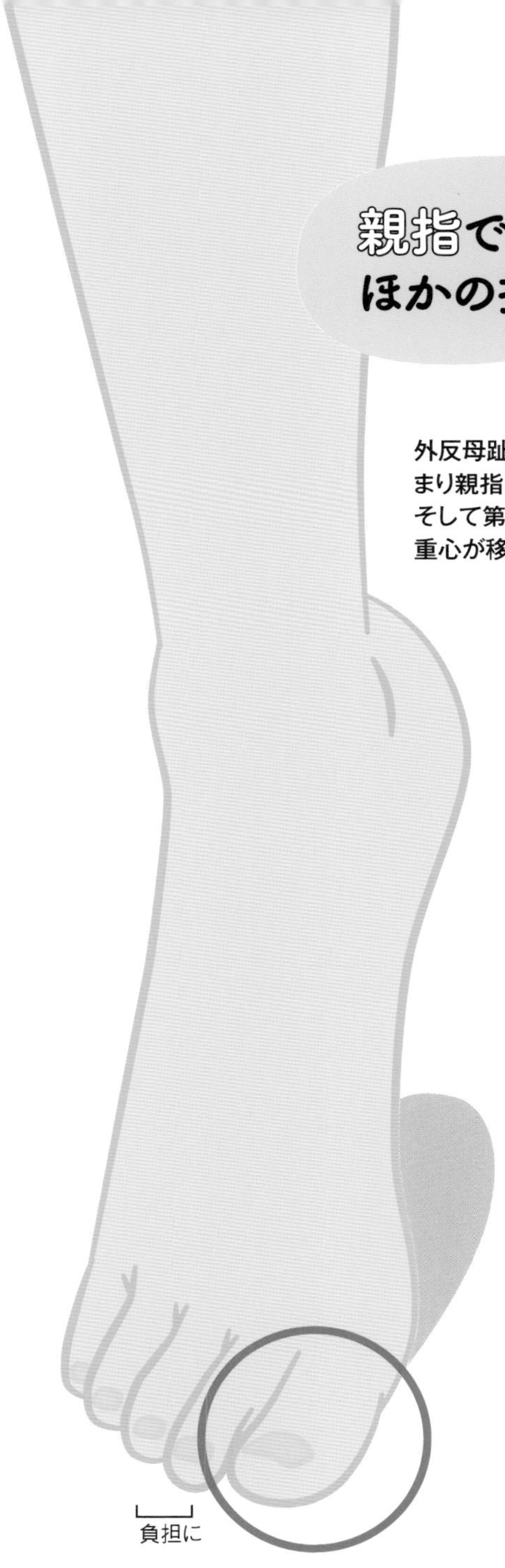

外反母趾だと

親指でしっかり蹴り出せず ほかの指に負担がかかる

外反母趾が重症化すればするほど、歩行時にあまり親指に力を込めて蹴り出しができなくなる。そして第2趾や第3趾（足の人さし指や中指）に重心が移り、負担がかかってくる。

せん。「職業上どうしてもこの靴を履かなくてはいけないのに、外反母趾のために痛い」「生活上、どうしても困っている」といった支障があるときに、その状況を改善するために病院に相談した方がいいでしょう。治療の選択は、その人が外反母趾によって一番何に困っているかによりますから、一律に治療方法が決まっているわけではありません。

外反母趾④

外反母趾は、足指を固めないことが大事

変形が軽度なら進行を防げる

外反母趾は、変形が軽度で痛みなどもないのであれば、**足指のストレッチをまめに行うことで、進行を予防できます。**

まず、自分の両手で足指を丁寧に広げてください。靴を長時間履いて仕事をしていれば、それだけでも足指は閉じ気味です。足指を一つひとつ、広げましょう。

そしてその次に、母趾外転筋《ぼしがいてんきん》を鍛える運動を。母趾外転筋は、親指をパッと開くときに働く筋肉です。

親指が閉じて小指の方に傾いたままだと、どんどん足指は硬直し、いざ親指を開こうと思っても動かなくなってしまいます。それを防ぐためには、**自分の足の力だけで足指をパッと広げる動きを繰り返して、**母趾外転筋を鍛えてください。

足指のグーチョキパー（P45）やタオルギャザーも大切で、足の内在筋をほぐしたり刺激するために行います。足の内在筋は5本の足指を動かすときにメインで働く筋肉です。この筋肉が硬くなっていると足指は次第に使えなくなっていきます。それを

予防するための筋肉の訓練と考えてください。そして、**最後には冒頭で紹介したアキレス腱伸ばし（P22）を必ず行ってください。**

外反母趾の進行を防ぐ
足指ストレッチ

外反母趾の悪化を防ぐには、
親指が曲がってカチカチの状態にならないよう、
足指を動かす習慣をつけることだ。
お風呂上がりや入浴中の時間を使って、行おう。

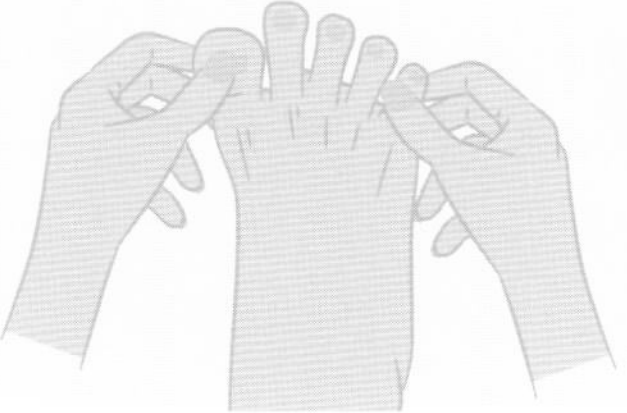

手で広げる

まず、自分の手で、できるかぎり足指を広げておく。すべての指と指の間をしっかり伸ばして。

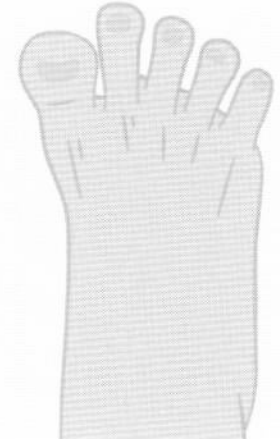

自分で広げる

次に、手の補助なしで、自分の足指の力だけで同じように広げられるか、やってみよう。

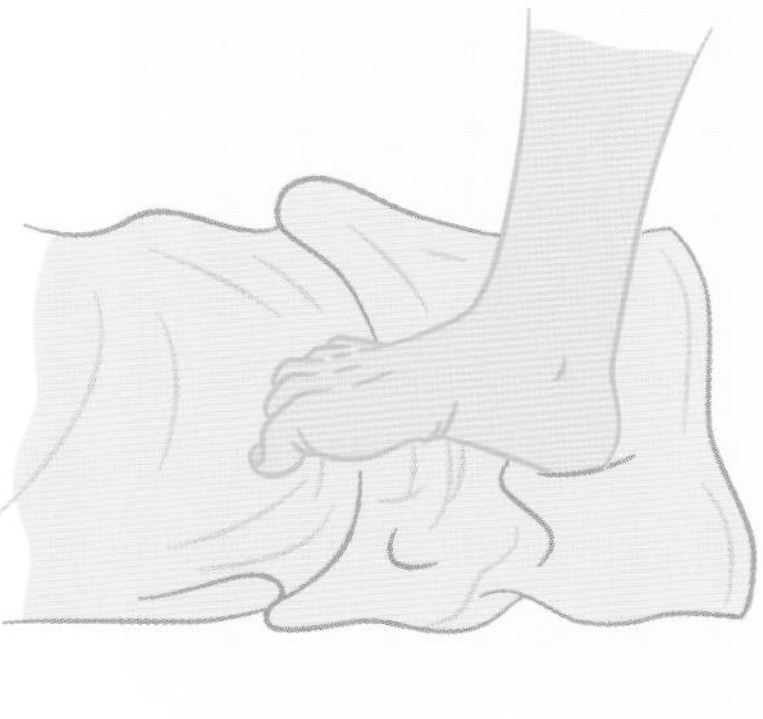

タオルギャザー

イスの前の床にスポーツタオルを敷き、浅めに腰かける。5本の指を使ってタオルをたぐり寄せる。指先ではなく、指の付け根（MTP関節）から曲げてタオルをつかみ、その後パッと開いてタオルを離すのを繰り返す。かかとが浮かないようにして行う。もう一方の足でも同様に。5〜10回が目安。

水虫❶

指の間が狭い人は水虫に注意

裸足で過ごす日本は家族間でうつりやすい

水虫は白癬菌《はくせんきん》という真菌（カビ）の一種が原因の感染症です。白癬菌は、温かく湿度が高い場所を好み、角質のたんぱく質をエサとして増殖します。そのため、水虫は足指の間や爪に起こりやすいのです。

また、日本の場合、**家では裸足で過ごすことが多いため、家族に一人でも水虫を治療しない人がいると、床に白癬菌をバラまき続けていることになり、ほかの人が治そうとしても、いつまでたっても治りません。**水虫を火とたとえると、塗り薬で鎮火しようとしているのに、わきで水虫の人が火をつけているようなものです。

さらに、昔から日本では銭湯など、不特定多数の人が裸足で集う場がありました。このことも、日本人が水虫になりやすい一因だとされます。

ちなみに、水虫は英語では「アスリート・フット」といいます。それは運動選手に多いから。運動をして汗をかくと、靴の中は蒸れた状態。そしてアスリートたちが使うシャワーやロッカールームなどの施設は温かく、湿気が多いのです。白癬菌が広がる条件がそろっているからでしょう。

水虫には、大きく分けて2種類あります。足指の間やかかとに起こるのが「足白癬《あしはくせん》」、爪に起こるのが「爪白癬《つめはくせん》」です。

日本皮膚科学会によると、日本では、足白癬が増え始める5月には、**5人に1人に足白癬**があるそうです。そして季節的な変動がない**爪白癬は、常時約1000万人**が患者だと推計されています。こんなにも多いのに、かゆみなどが出ないと、放置する人も多いです。ただ、**足白癬も爪白癬も年齢が上がるにしたがって増える**ことがわかっています。そのため、介護老人保健施設など、高齢者施設では非常に多くなっています。合併症などがなければ、命に関わるような病気ではありませんが、問題は糖尿病。糖尿病の人は水虫になりやすいうえに、しばしば水虫が思わぬ重症化のきっかけになるからです。自分が糖尿病でなければ、気をつける必要がないと思われるかもしれませんが、前述したように家族に水虫の人がいたら、うつりやすくなります。家族に糖尿病の人がいれば、水虫対策をしっかりするべきです。

特に、もともとの足の形として、**足指と足指の間隔が狭く、〝閉じている〟人はなりやすいというデータがあります。**風通しが悪く、指の間が蒸れやすいためだと考えられますが、思い当たる人は意識して予防してください。

知っておきたい
水虫にまつわる2つの事実

水虫は加齢とともに増える。糖尿病の人はより注意

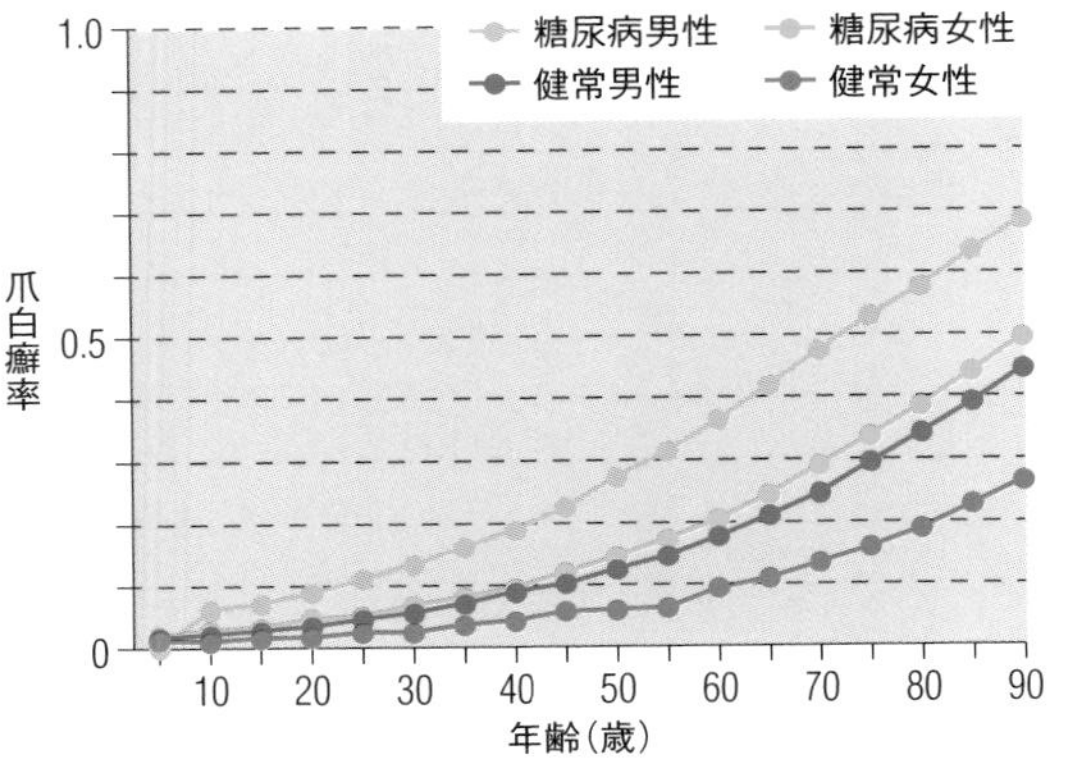

（データ：Br J Dermatol.;139,665-671,1998）

欧米の平均年齢56.1歳の男性283人、女性267人の糖尿病患者（1型糖尿病は34％）と別研究での健常者2001人のデータを比較。爪白癬は加齢とともに増えている（グラフ）。また、健常者を1としたとき、糖尿病の人の爪白癬発症リスクは2.77。また、男性は女性と比較して、2.99倍爪白癬になりやすい。

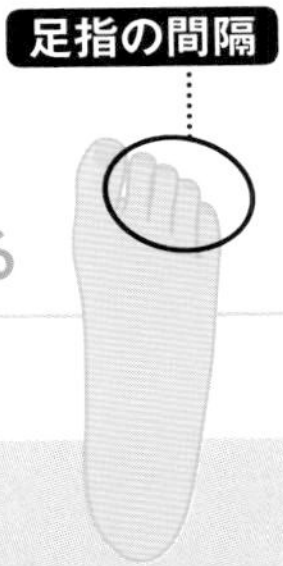

水虫のなりやすさに足指の間隔が関係する

潜在的な水虫の実態調査をするために、大学病院皮膚科を水虫以外で受診した患者200人を対象に、白癬菌の存在を調べる顕微鏡検査を実施。足指の形を、開いている、やや開いている、閉じている、の3型に分類。陽性の群では閉じている人の割合が高かった。

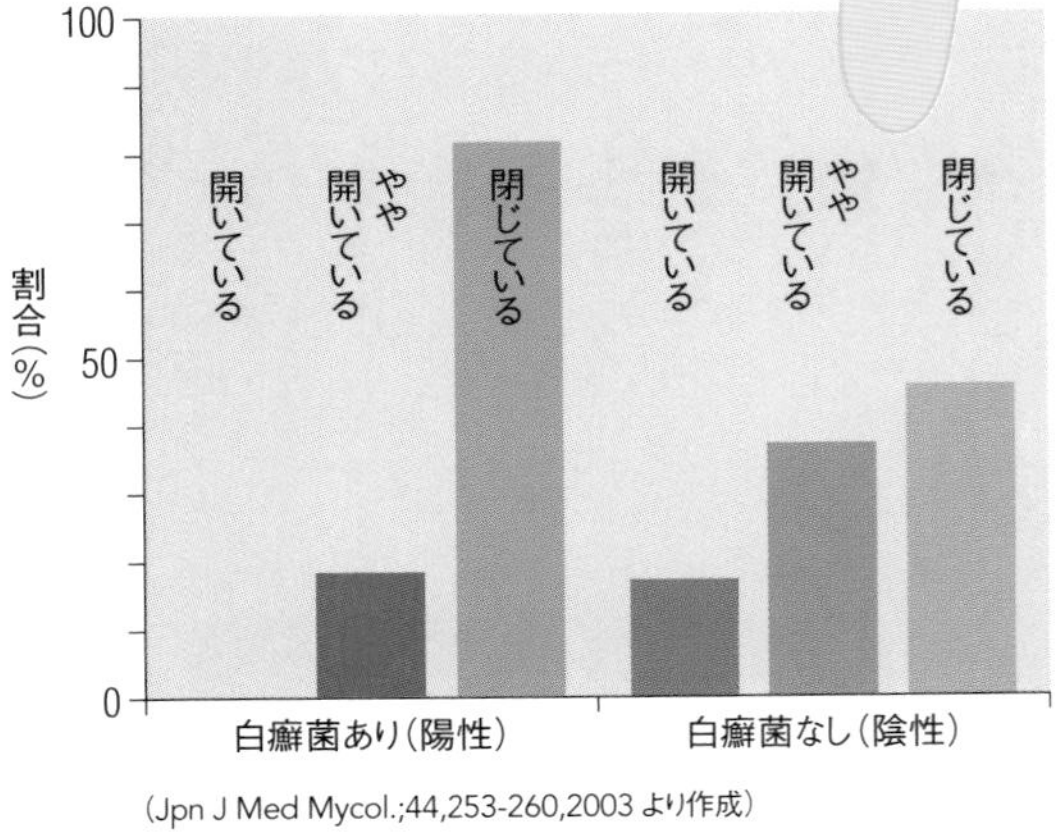

（Jpn J Med Mycol.;44,253-260,2003より作成）

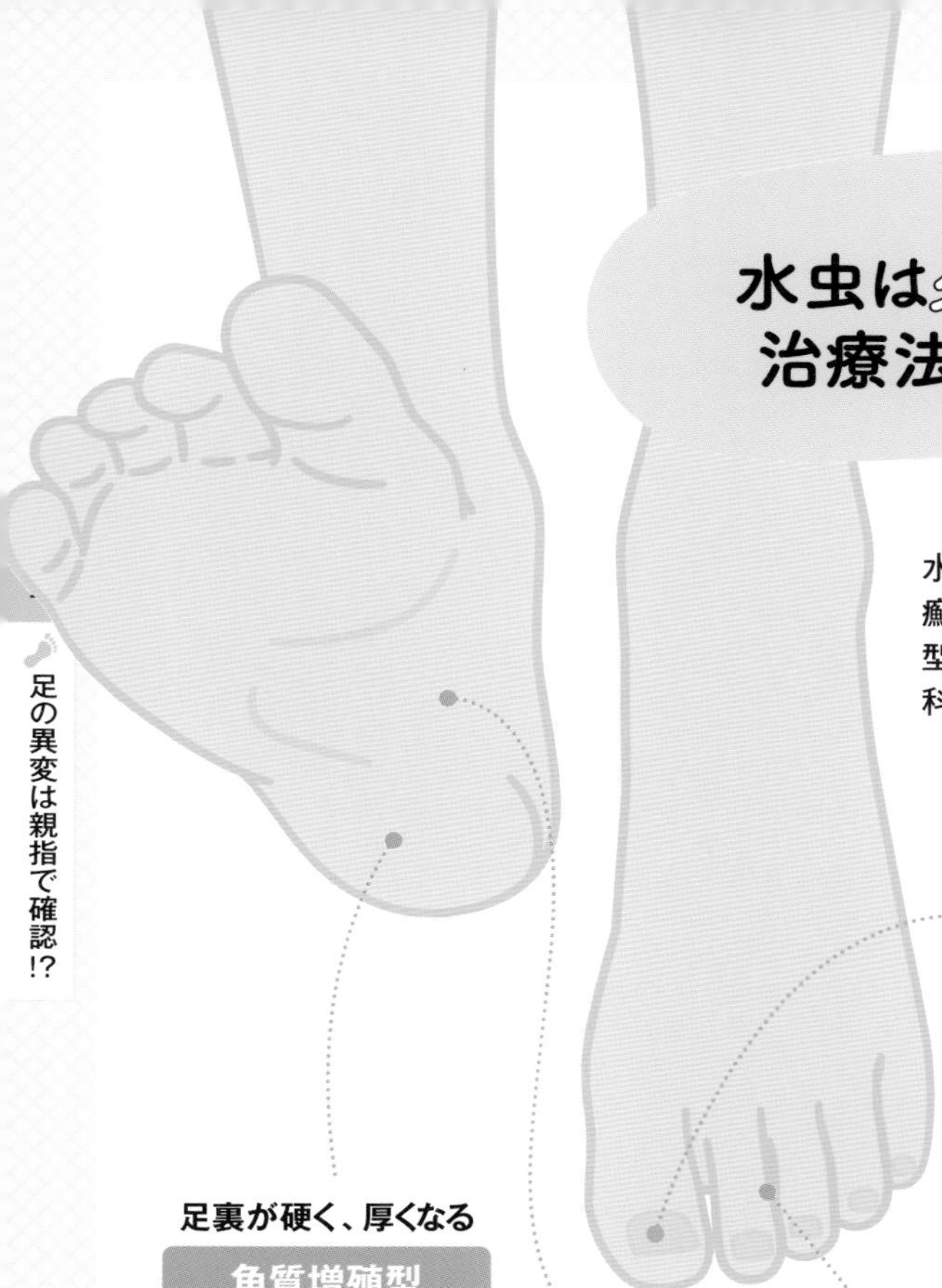

水虫はタイプ別に治療法が異なる

水虫は大きく分けて、足白癬と爪白癬がある。前者は、趾間型、小水疱型、角質増殖型に分けられる。皮膚科で診断してもらうことが大切だ。

爪が変形したり、濁ったり

爪白癬

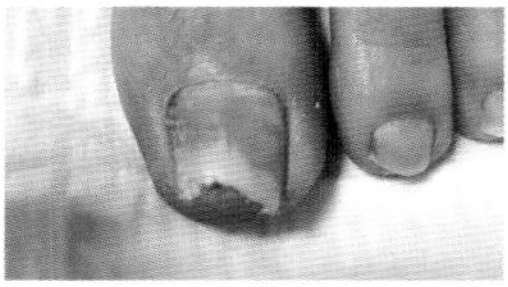

足の爪が分厚くなったり、変形したり、白く濁ったりする。爪が靴とぶつかって、歩くたびに痛みを感じることも。主に内服薬で治療するが、タイプによっては塗り薬の場合もある。

足裏が硬く、厚くなる

角質増殖型

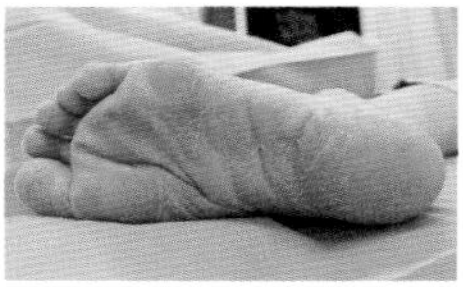

かかとや足の裏がカサカサして、硬く厚くなってくる。皮膚がむけることもある。比較的少ないタイプ。かゆみをあまり感じることはない。のみ薬を併用して、治療する必要がある。

プツプツが全体に

小水疱型

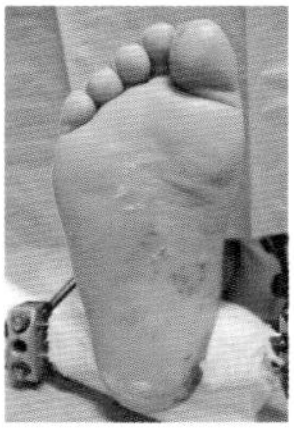

小さな水ぶくれやプツプツが土踏まず周辺や足のふちにでき、それが破れて皮膚がむけてしまう。水疱の中に白癬菌がいることが多い。かゆみを伴う。塗り薬で治療する。

足指の間がジュクジュク

趾間型

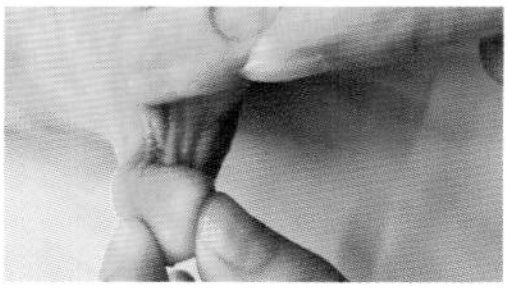

最も多い、典型的な水虫。指と指の間の皮膚が白っぽくふやけてジュクジュクしたり、皮膚がポロポロむけてきたり、かゆみを伴う。塗り薬で治療する。

最も厄介なのは、爪白癬
親指を気をつけて見よう

水虫かどうかは、くれぐれも自分で判断しないでください。

なぜなら一見、水虫のように見えても、ほかの皮膚病であることも多いからです。水虫治療のプロである皮膚科医ですら、必ず顕微鏡検査で白癬菌の有無を調べます。それだけ紛らわしいケースが多いのです。

最近は、水虫の処方薬が市販薬に転用され（スイッチOTC）、きちんと使えば効き目は問題ないのですが、水虫でない場合は、改善しません。しかも、受診前に市販薬を使用してしまうと、いざ検査を受けても、菌が見つからなくなっ

外側（つま先側）からの感染

つま先側や側縁から爪の下側に菌が入り込み、混濁が進むDLSO（遠位側縁爪甲下爪真菌症）。水色の数字は足指ごとの発生率。複数の足指に起こることもある。爪白癬のほとんどはこれ。親指の発生率が高い。のみ薬が効く。

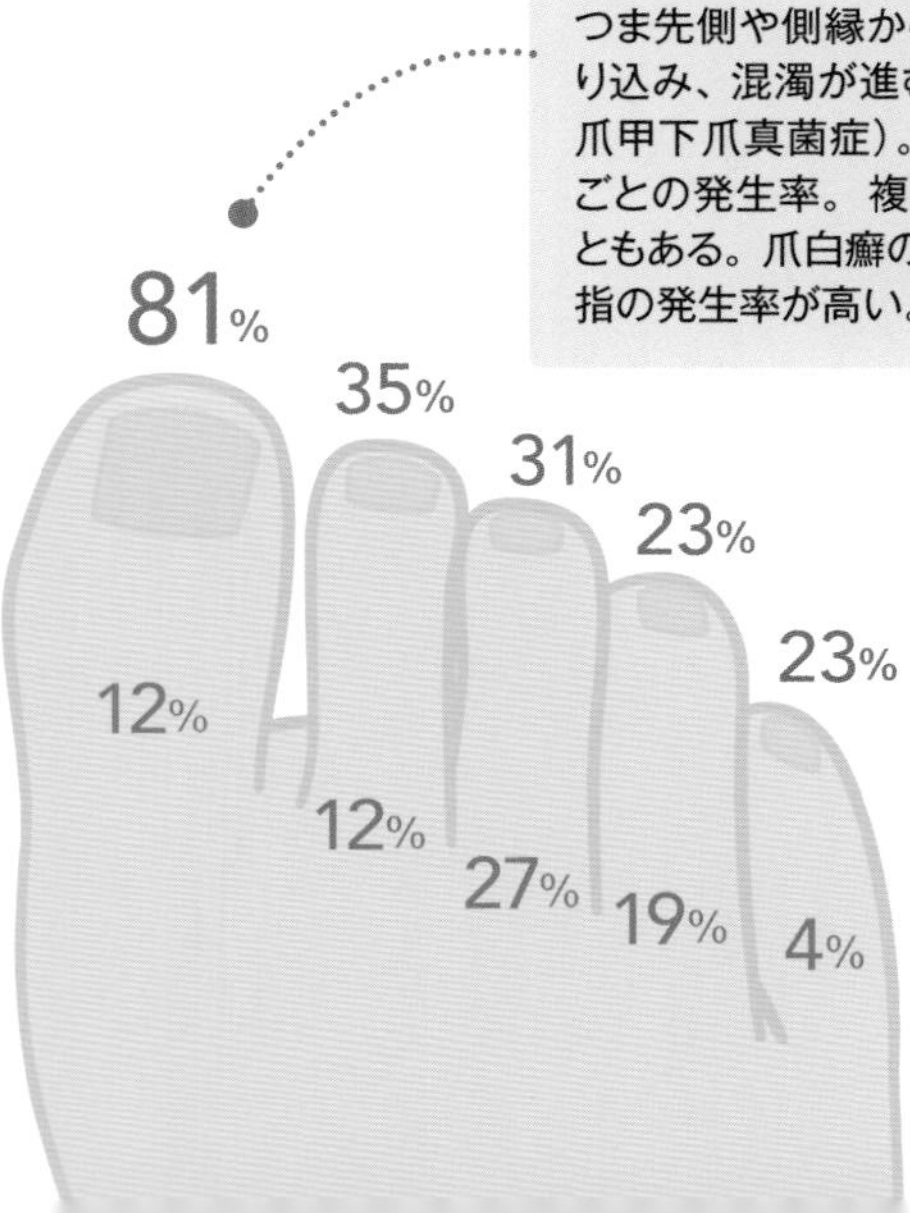

爪白癬で一番多いのは、爪の先端から基部に向かって白癬菌が増殖するDLSO（遠位側縁爪甲下爪真菌症）。これは親指の発生率が非常に高い。爪表面の傷から白癬菌が侵入するSWO（表在性白色爪真菌症）は少ない。

（データ：Br J Dermatol.;139,665-671,1998）

てしまいます。そして医師のほうは、それが市販薬の効力で表面の白癬菌が死んでいるだけなのか、それとも、そもそもその人が水虫ではないのか、が判断できなくなります。最初の診断でつまずくと、その後の治療にも影響が出てしまうので、自己判断は要注意です。

そして、水虫のなかでも、**爪に起こる「爪白癬」は、一度治っても再発率が非常に高く、やっかいな水虫です。**爪白癬は、足白癬が先行して起きていることが多いのです。まず趾間やかかとなどに水虫が起き、爪白癬が起こるわけです。

爪白癬にも種類があります。ほとんどがつま先側から爪の内側に白癬菌が入り込むDLSO（遠位側縁爪甲下爪真菌症）ですが、SWO（表在性白色爪真菌症）のように爪表面の傷口から入り込むものもあります。

爪白癬は大きく2種類
外側や表面の傷から感染
親指はよく観察を！

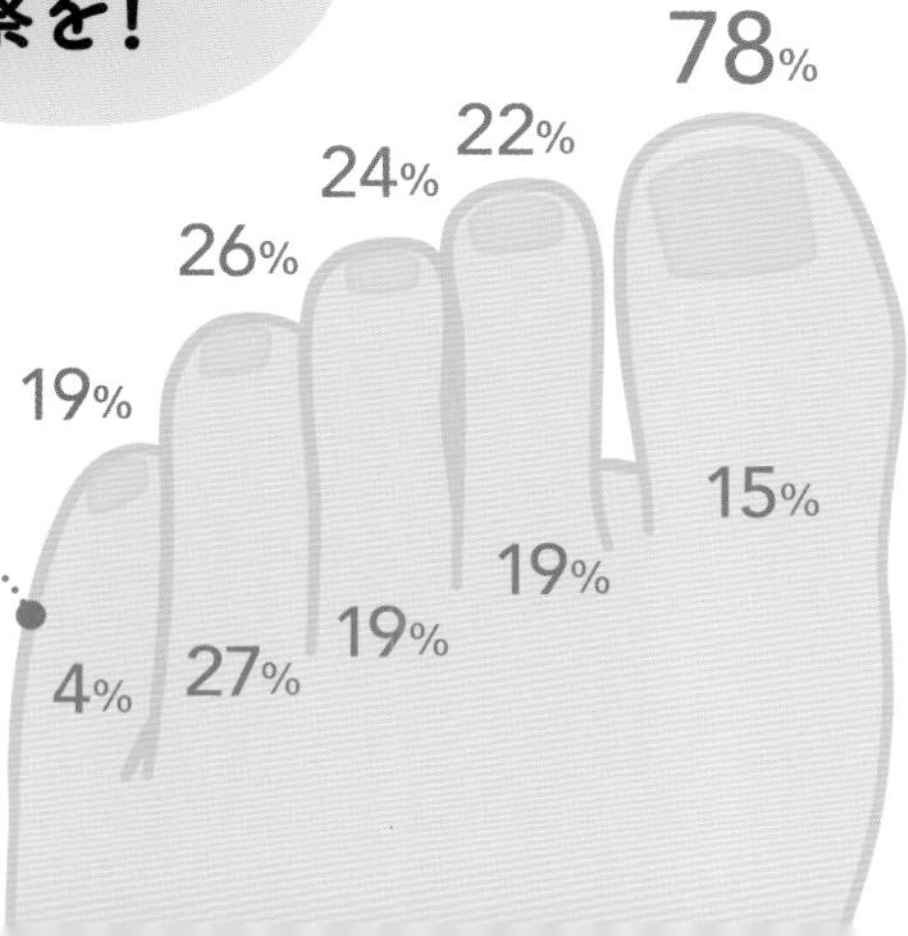

指の根元からの感染

爪表面の傷口などから菌が入り込み、感染。その部分だけ白濁するのがSWO（表在性白色爪真菌症）。ピンクの数字は足指ごとのSWOの発生率。第三、第四趾に多い。のみ薬より塗り薬が向く。

水虫❸

スポーツクラブなどで裸足になったら
24時間以内に洗うことで水虫を予防する

足白癬から爪白癬……、この一連の流れを考えると、**何よりも大切なことは、白癬菌の皮膚角層への侵入を許さないこと**です。白癬菌が皮膚内に侵入し、感染が成立するまでに最低24時間かかります。温泉、プール、スポーツクラブといった感染リスクの高い場所を裸足で歩いたときは、**24時間以内に必ず足をきれいに洗う**ようにしましょう。スポーツクラブや温泉でお風呂に入って自宅ではもう足を洗わない、なんてことをしていると、24時間経過していることもあります。

洗うときは、せっけんや洗浄剤をよく泡立てて、足指の間も開き、丁寧に洗い流します。また濡れている状態で、かかとを軽石などでゴシゴシ強くこすらないこと。角層が傷つくと、そこから白癬菌に感染するリスクが高くなります。

足をしっかり洗ったら、足に水分が残らないようによく拭きます。またそのあとは靴下をはいて、足を守ることが望ましいでしょう。靴下は、人からうつらないためにもはいてほしいのですが、自分が白癬菌を持っている場合、家族にうつさないために

足をしっかり洗って 水虫を寄せ付けない

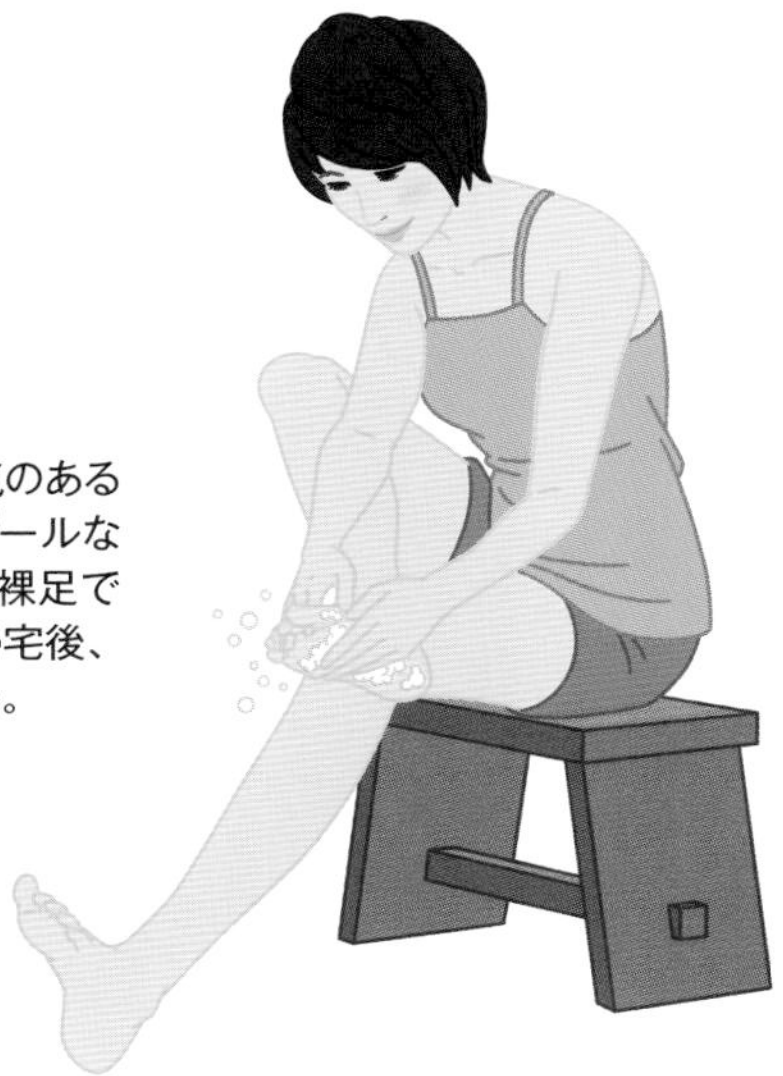

白癬菌は、温かく、湿気のある環境を好む。温泉やプールなど、不特定多数の人が裸足で歩く場所に行ったら、帰宅後、足を洗う習慣をつけよう。

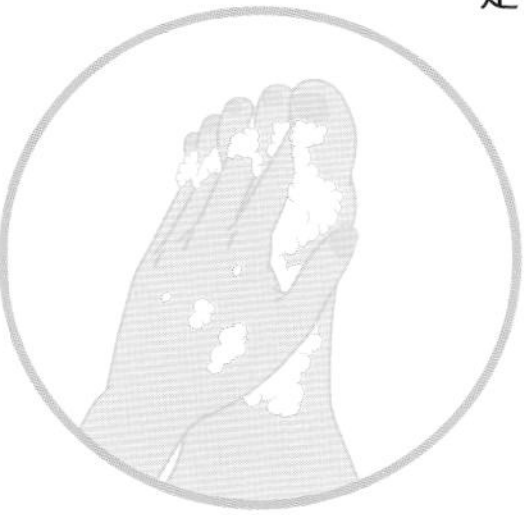

指の間をよく洗って

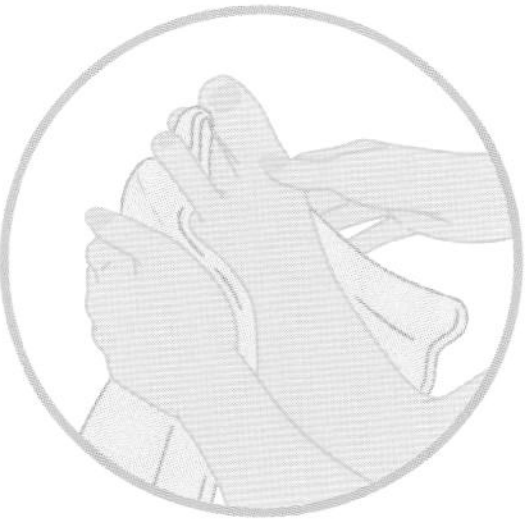

しっかり拭いて

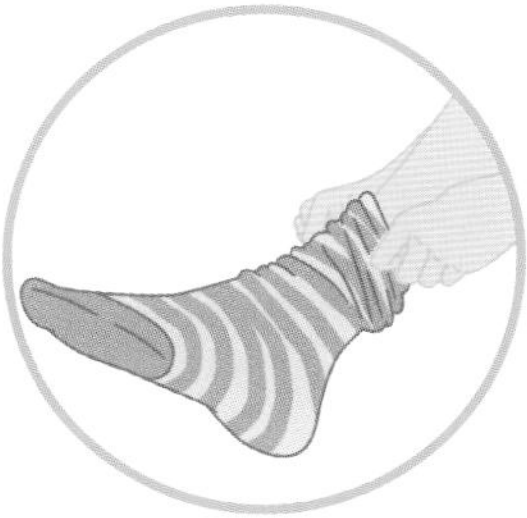

靴下をはくことも大切

も有効です。皮膚科医では五本指ソックスがいいという意見もありますが、足の健康全体を考える**足病医学では、糖尿病などでもともと虚血のある人の場合を考え、通常のソックスがいい**とされています。時に、血流を妨げる要因となる可能性があるからです。

ひどく汗をかいたときは、靴下を頻繁に替えてください。また、同じ靴を毎日履くのではなく、しっかり乾燥させられるよう、2足を交互に履くなどといった工夫もしましょう。

タコ、ウオノメ

タコ、ウオノメは足のクセを映し出す

どこにできているかを観察しよう

カチカチに硬くなるタコ、痛くなることもあるウオノメ。「靴底の減り」でも歩く姿勢がわかりますが、タコは、できる位置から、足の変形や使い方を類推できます。

鉄棒をするときなどに、つかんでいる手にタコができますが、同じ場所に慢性的に圧力がかかったり、摩擦が起きることによってタコはできます。

耳にタコができる、という言葉があるように、**「同じ刺激」が加わることがタコの原因**です。ですが、ウオノメは少し違います。タコが、角質が外側に向かって膨らんだものである一方、ウオノメは角質が内側に食い込み、芯をつくるのです。この違いは、圧力のかかり方によるもので、**ずれる動き（剪《せん》断《だん》力《りょく》）によって外側にできるのがタコ、一点に集中した力がかかることによって内側にできるのがウオノメ**です。

足を一つの臓器として診る足病医学では、「歩行」動作とともに、タコやウオノメもとらえます。

タコやウオノメができている部位には、靴の摩擦とともに、体重の2倍という重力の負荷が、歩いた歩数だけ繰り返しかかっています。タコもウオノメも、過剰にかかる圧に対抗して、角質を厚くして皮膚の奥を守ろうとしている状態といえます。インソールを作ったり、靴の問題や足の使い方のクセを正したりしない限りは根本的な解決にならないのです。

タコやウオノメのセルフケアとしては、できた部分に、尿素やサリチル酸などが入った、角質を柔らかくする軟膏やクリームを塗ることです。削るのもいいですが、自分で行うと、出血する場合もあるので、気をつけてください。

また、**タコやウオノメは、イボと見分けがつきにくい**という面があります。繰り返しかかる圧によってできるタコやウオノメと異なり、イボは「HPV（ヒトパピローマウイルス）」というウイルス感染によってできます。更衣室やプールなど裸足で歩く場所で感染したり、家族に感染者がいると家で感染することもあります。通常、痛みはありませんが、ときに痛みやかゆみを伴う場合もあります。

タコやウオノメだと思って削ったら出血した、ということがよくあります。足裏のイボは治りにくく、内側に食い込むと歩行時に痛みを伴うようになるので、早い段階で治療をすることが大切です。皮膚科医なら、ダーマスコープという拡大鏡で鑑別できます。

タコができる場所とその原因

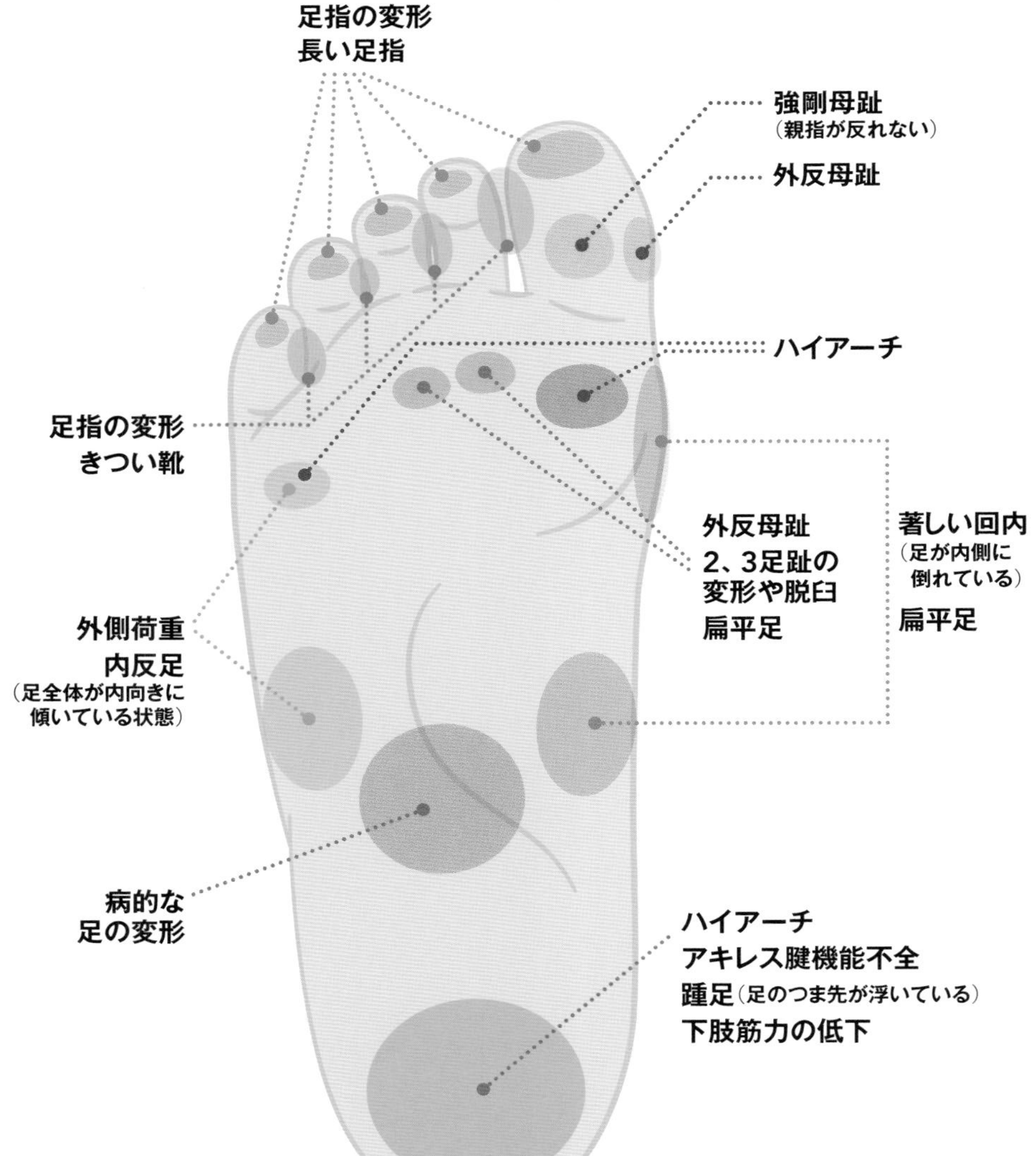

ハイアーチとは扁《へん》平《ぺい》足《そく》とは逆で、土踏まずが高く、甲が高くなっていること。

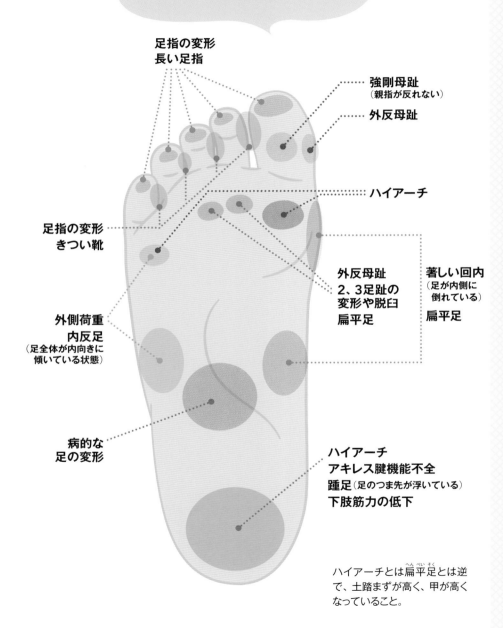

イボ

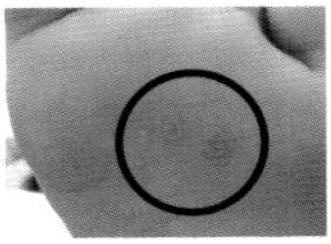

ウイルスが原因 削ってはダメ

タコやウオノメと見分けがつきにくいのが、イボ。HPV(ヒトパピローマウイルス)というウイルス感染によってできる。削ると出血する場合も。治りにくいので、早期診断、治療が重要。

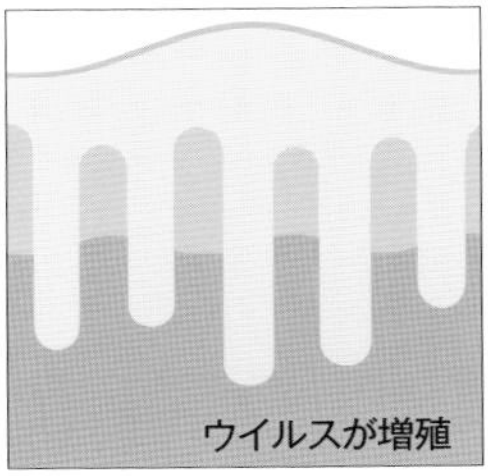

ウオノメ

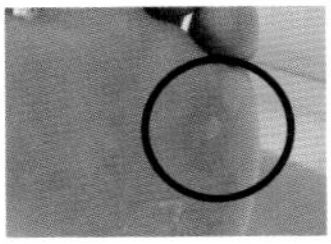

一点集中でできる 下に向かって芯ができ、痛む

繰り返し一点に圧力がかかることによって角質が皮膚の内側に向かって硬くなり、三角錐状の芯ができる。歩くときに痛みを伴うことも多い。医学的には「鶏眼(けいがん)」ともいう。

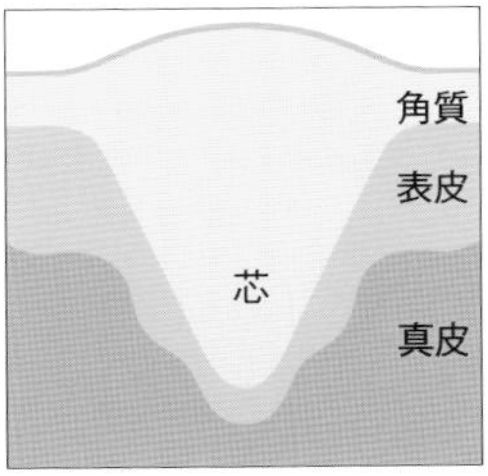

タコ

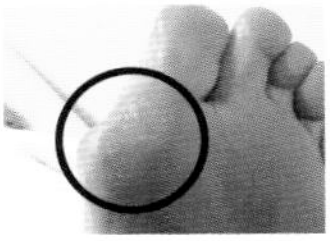

ずれる動きでできる 上へと盛り上がる

足の使い方のクセで、足に「ずれる動き」を伴う圧力が繰り返しかかると、角質が外側に膨らみ、硬くなる。医学的には「胼胝(べんち)」ともいう。

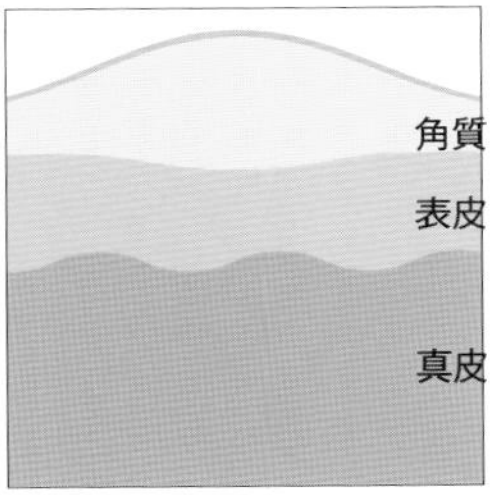

こんなグッズも 上手に使って

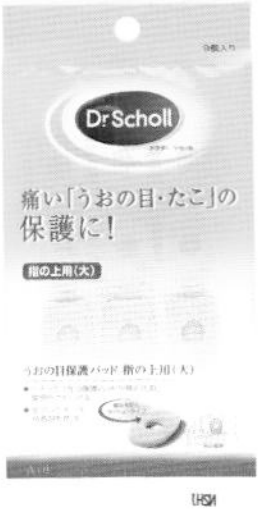

ウオノメクッション

市販の保護パッドをタコやウオノメのできた部分に当てると、患部をカバーでき、歩行時の痛みが楽になる。

「ドクター・ショール うおの目保護パッド 指の上用(大)」
ドクター・ショール

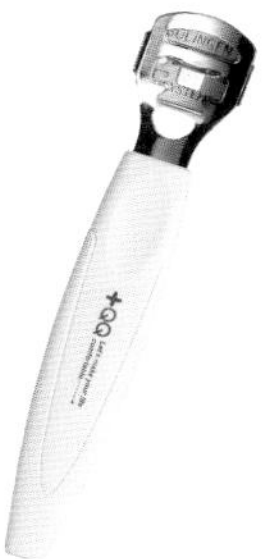

コーンカッター

タコやウオノメのケアに。市販のコーンカッター(胼胝削り器)で削るのも手。

「ステンレス製コーンカッター」
グリーンベル

タコやウオノメを削る「コーンカッター」は、削りすぎると出血するので注意。様子を見ながら使う。糖尿病や血流障害がある人は感覚が鈍っており、削りすぎる場合があるので使用は避けること。

Column

貼り付けるタイプのウオノメ用軟膏は注意して使おう

市販のウオノメ用の貼り付けるタイプの外用薬には注意を。ウオノメと勘違いしてイボに使うと、ウイルスが角質内に入り込んで悪化しやすくなる。また、ウオノメであっても、外用薬によって角質がふやけると、患部の境目がわかりにくくなり削りにくいことも。

カサカサ

カサカサ対策には、頻繁な保湿

密封ケアでかかとを滑らかに

角質が乾燥し、ターンオーバーが乱れることで起こるのが、カサカサ。その一番の対策には、保湿を徹底することです。保湿効果のあるワセリン、尿素やサリチル酸といった角質を柔らかくする成分を含むクリームや、炎症を鎮めて皮膚を保護する亜鉛《あえん》華《か》軟《なん》膏《こう》など、市販のものでもかまわないのでこまめに塗りましょう。

保湿剤にはいろいろなタイプがあります。軟膏やワセリンなど、べっとりと粘度の高いものは保湿力が高いですが、**保湿力は、回数を重ねて塗ることでも高められます。**

数日間、保湿剤を塗っても改善しない場合は、さらに保湿力が高い「密封ケア」を試してください。これは、医療現場でも行われている方法で、「密封療法＝ODT：Occlusive Dressing Therapy」というものです。外用剤を塗布し、ラップなどで覆うことによって皮膚からの水分蒸発を防ぎながら薬の成分を浸透させる方法。これを市販のクリームなどで試してください。

ただし、ラップで**密封した状態で一晩眠るのは避けてください。**角質がふやけて

足裏のカサカサに

まずは密封ケアを！変化なければ受診も

カサカサは、角層のターンオーバーの乱れによる乾燥が原因。角質を柔らかくするクリームで「密封ケア」を。数日しても効果がないようなら水虫の可能性があるので、皮膚科を受診して。

密封ケアのやり方

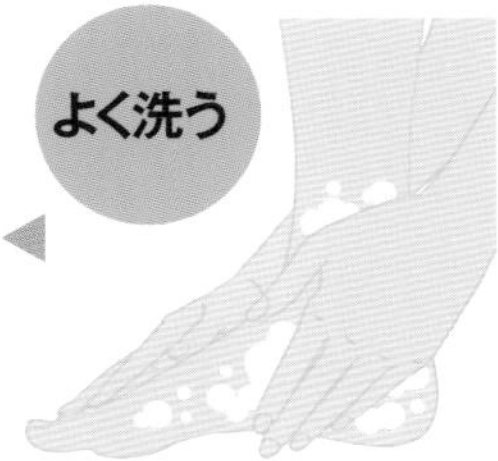

蒸れやすく雑菌の温床になりやすい足。ケアの前には必ず洗って清潔にしよう。指の間も洗い、水気をよく拭き取る。

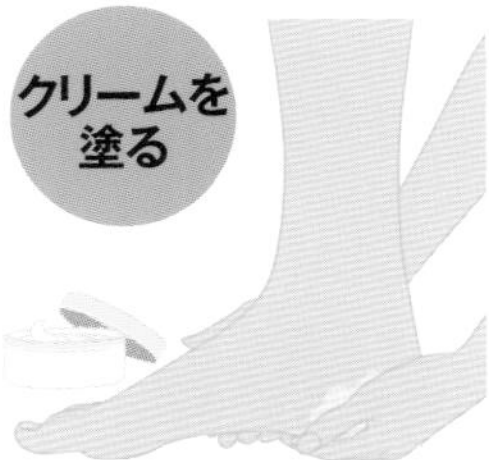

「尿素」や「サリチル酸」といった角質を柔らかくする成分を含んだクリームを塗る。角質にしみこませるように丁寧に。

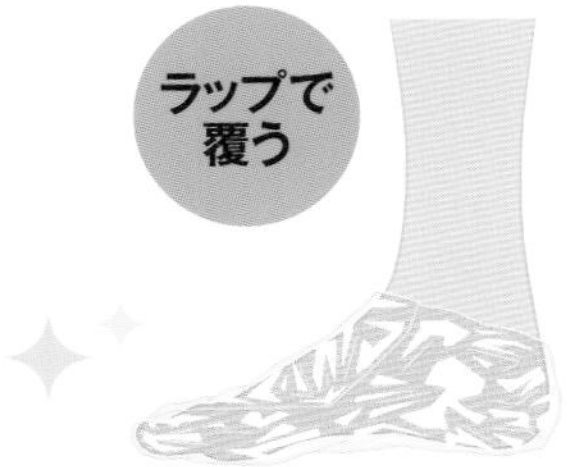

ラップで覆うと、潤いを閉じ込め、成分が角質に浸透しやすくなる。まずは30分程度で終えよう。

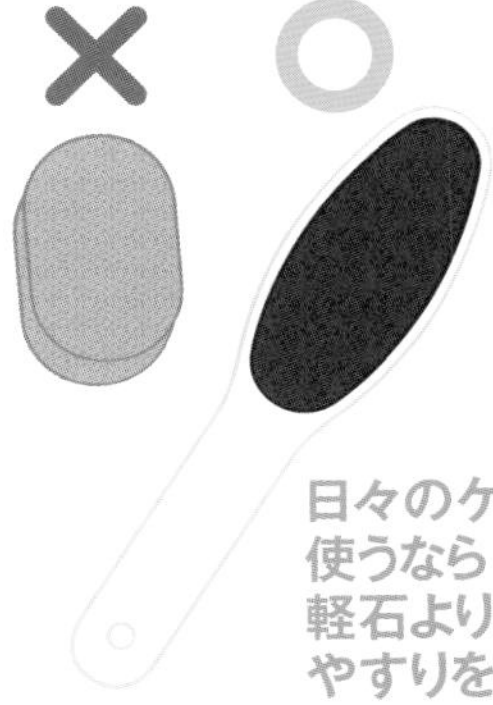

日々のケア、使うなら軽石よりもやすりを

軽石は目が粗く、角質を削りすぎる場合がある。勧めるのは目の細かいやすり。一方向に動かし、かかと表面をなでる程度に使おう。

しまい、バリア機能が低下したり、乾燥が悪化する場合があります。まずは30分程度で終了し、改善状態を確認してみましょう。

柔らかくなった角質はやすりで少し磨いて滑らかにするのもいいですが、目の粗い軽石は角質を削りすぎて出血や傷のもとなので避けましょう。また、角質のカサカサは「角質増殖型」の水虫によっても起こるので、保湿してもなかなか良くならないときは、早めに皮膚科へ。

足裏のこんなサインにも注意

足裏にできやすい

メラノーマ

皮膚がんのなかでも悪性度が高いメラノーマ（悪性黒色腫）は全身のどこにでもできるが、足底（足の裏）に多い。形が左右対称でなく、境界が不鮮明で、色むらがある。早期発見が大事なので7mm以上になる前に一度皮膚科で診てもらうといい。

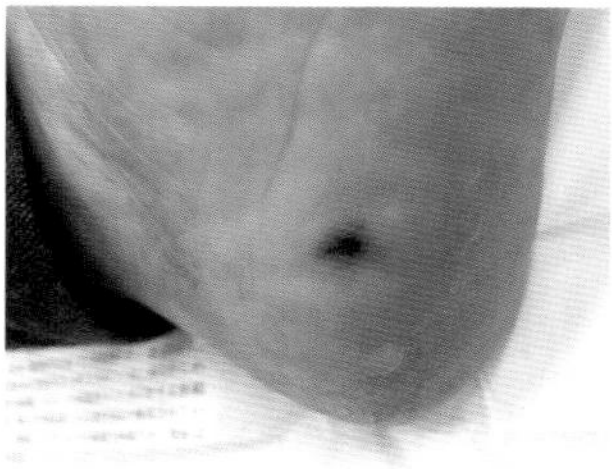

メラノーマは日本人にとってはまれながんだが、発症すると進行が早い。日頃から、気になるほくろなどがないか足を観察する習慣を。

カサカサか水虫か見ただけでは区別できない

皮膚科医でさえ顕微鏡で見ないと判別できないのが、カサカサと「角質増殖型の水虫」。この水虫はかかとや足裏の皮膚が硬く厚くなり、かゆみはあまりない。

カサカサ

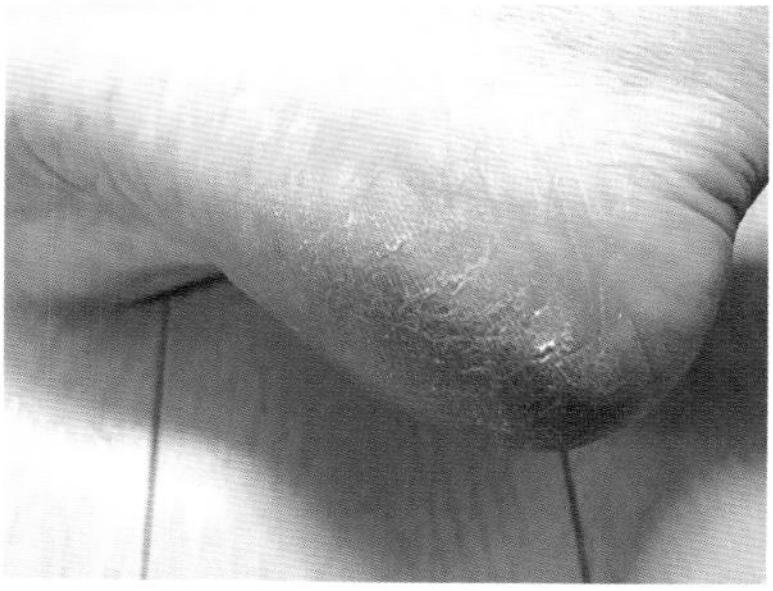

水虫（角質増殖型）

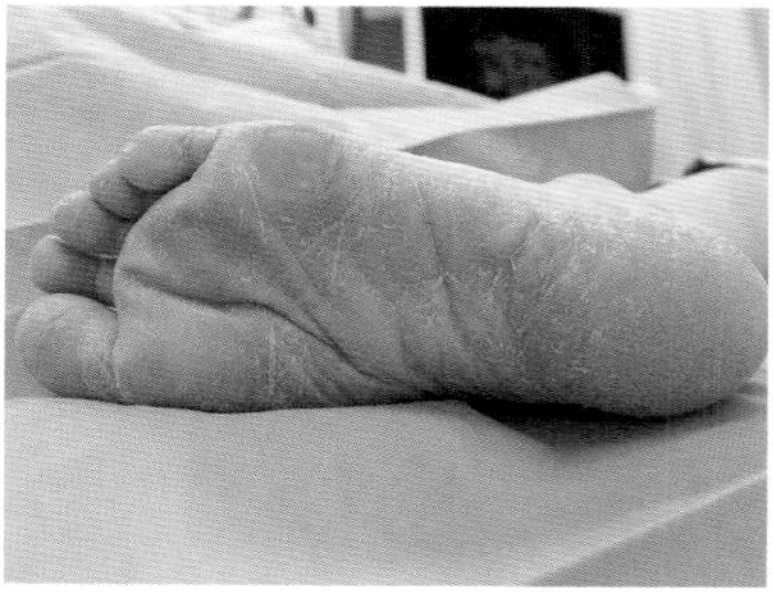

第4章

ふくらはぎをしっかり使って脚の血管の病気を防ぐ

静脈には下肢静脈瘤
動脈には閉塞性動脈硬化症

脚には、血管にも病気が起こります。
それぞれの血管の特徴とともに
起こる脚の病気についてセルフケアを紹介します。

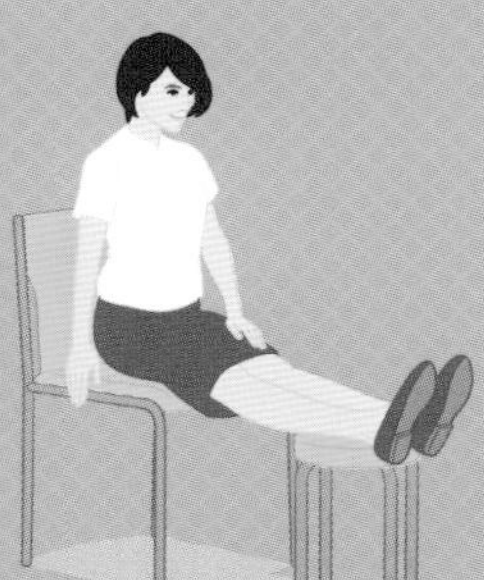

脚の血管も〝詰まって〟病気に

心臓や脳と違って、脚は「静脈」も詰まる

血管の病気といえば、心臓や脳の血管を思い浮かべる人が多いでしょう。心臓や脳では、血管が詰まることによる心筋梗塞や脳梗塞はよく知られています。一方、血管の病気は、脚にも起こります。でも、ちょっと違うのは、「静脈」にも起こることです。心筋梗塞でも脳梗塞でも、血管の病気が起こるのはほとんど「動脈」ですが、**脚の血管の場合、「動脈」だけでなく「静脈」に発症することも多いのです。**そして、それぞれの血管の〝特徴〟に基づく病気が起こります。

では、その特徴とはなんでしょう。

まず、「動脈」。心臓から送り出された血液を体のすみずみまで送り届ける役割があります。心臓によって、強い力で押し出される血液の圧に耐えられるよう、**動脈の壁は厚く頑丈になっています。また、流れる血液は栄養たっぷりです。**

そのため、壁に粥《じゅく》腫《しゅ》という脂質などの塊ができやすいのです。動脈硬化の一つで、これが脚の血管で起こるのが、「下《か》肢《し》閉《へい》塞《そく》性《せい》動《どう》脈《みゃく》硬《こう》化《か》症《しょう》」で、圧倒的に男性に多い病気

です。

逆に、血液を心臓に戻す役割がある「静脈」はどうでしょうか。**静脈内の血圧は、動脈よりはるかに低いため、壁は薄く柔らかくぺこぺこしています。**そして、動脈にはない、内側に血液が逆流するのを防ぐ、ハの字形の「静脈弁」がついています。

この弁が壊れて、**血液が一部にたまって、こぶのようになるのが「下肢静脈瘤《かしじょうみゃくりゅう》」です。**瘤というのは、こぶのことです。静脈の壁が柔らかいからこそ、血液がたまり、こぶになるのです。軽度なら、もやもやした血管が見える程度ですが、ひどくなるとこぶのようになってしまうのです。

動脈では心臓のポンプ作用で血液が送られますが、静脈で心臓の代わりをしているのが「脚の筋肉」。脚を動かすことにより、筋肉のポンプ作用で、静脈の血液が押し上げられます。

ですが、長時間座ったままだったり、逆に立ったままだったりすると、そのポンプ作用がしっかり起こりません。そのため、静脈内で血液が停滞し、血液が固まり、血栓ができてしまいます。これを「深部静脈血栓症」といいます。これらの内容は、次ページの図解で紹介しましょう。

脚の血管の病気は

動脈

壁が分厚く
栄養豊富な血液が流れる

動脈は、心臓から送り出される血液の圧に耐えられるよう、弾力のある厚い壁でできている。栄養豊富な血液が流れるため、脂質などが壁にたまって、動脈硬化を起こします。

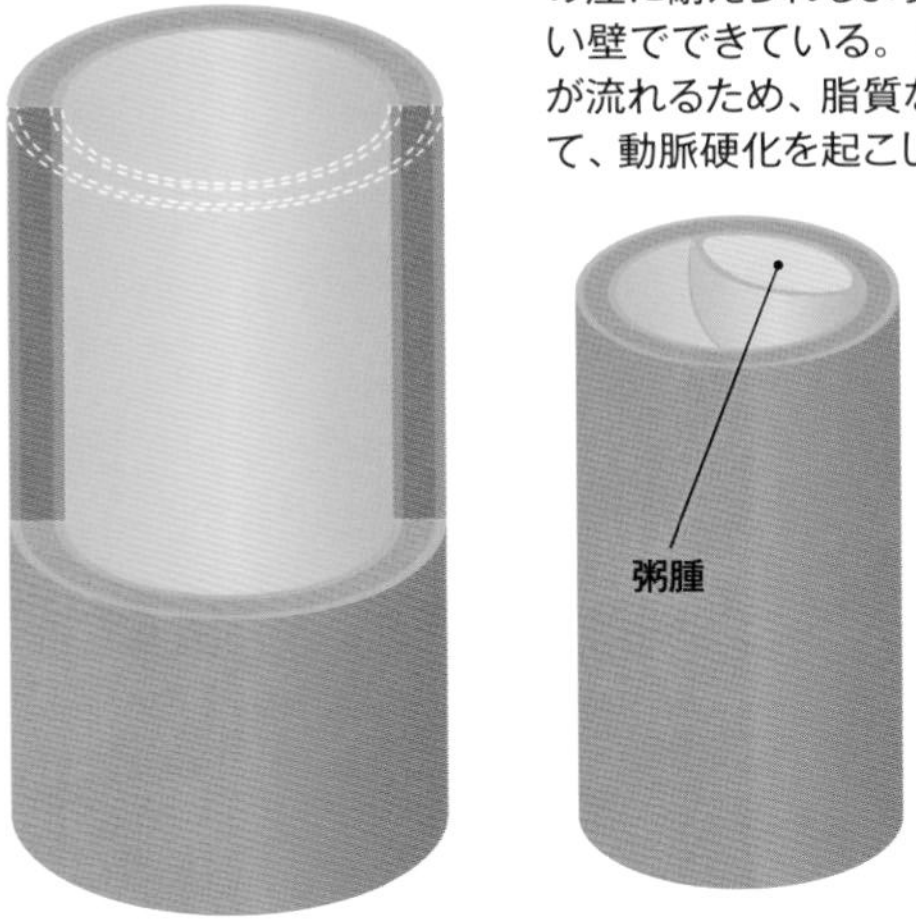

断面

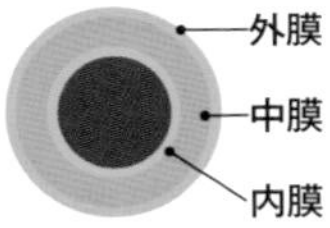

3層からなる動脈。内膜は平たい細胞の層だが、中膜は平滑筋という筋肉と、コラーゲンや弾性線維でできている。弾力性の源は中膜だ。

脚の動脈が
動脈硬化になると…
下肢閉塞性動脈硬化症に

「動脈硬化」にはいくつか種類があるが、典型的なのが、内膜にコレステロールなどの脂質がたまり、「粥腫（じゅくしゅ）」という膨らみができた状態の「粥状動脈硬化」。これにより血管が狭くなったり、詰まったりして、血流が悪くなる。脚で起こった場合、足先まで栄養や酸素を十分に送ることができない「下肢閉塞性動脈硬化症」に。脚の冷えやしびれが起きる。

動脈と静脈で異なる

静脈 逆流を防ぐ弁が病気のカギに

静脈の壁は、薄くてぺこぺこ。また、動脈と異なり、内側にはハの字形の弁がついており、血液の逆流を防いでいる。静脈弁は特に手足の静脈に多い。

断面

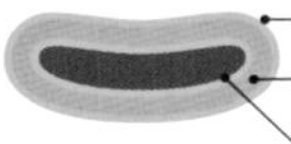

動脈に比べると、中膜が薄くて弾力に乏しい。そのぶん、内圧が上がると膨らんで大量の血液をためることができる。

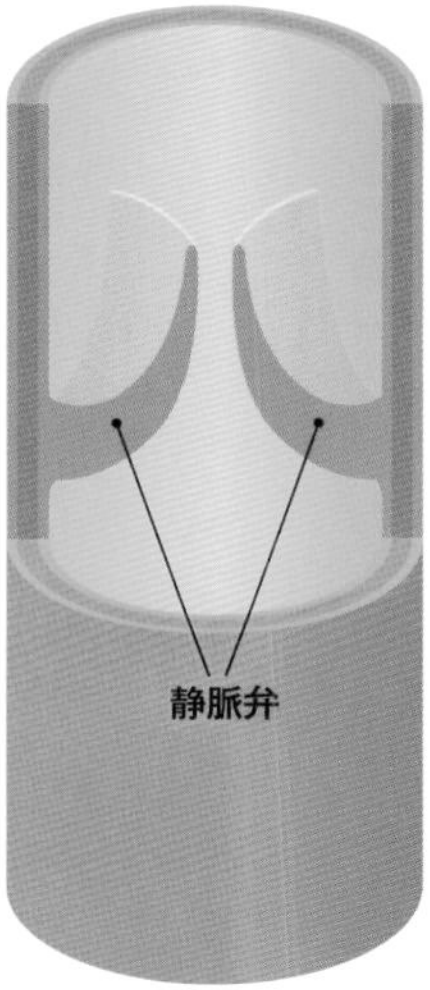

脚の静脈弁が壊れると… 下肢静脈瘤に

静脈弁は、血液が足の方に逆流するのを防いでいる。だが、弁が壊れると血液が静脈内にたまり、静脈の壁が拡張され太くなる。これが悪化し、曲がりくねった状態が「下肢静脈瘤」だ。

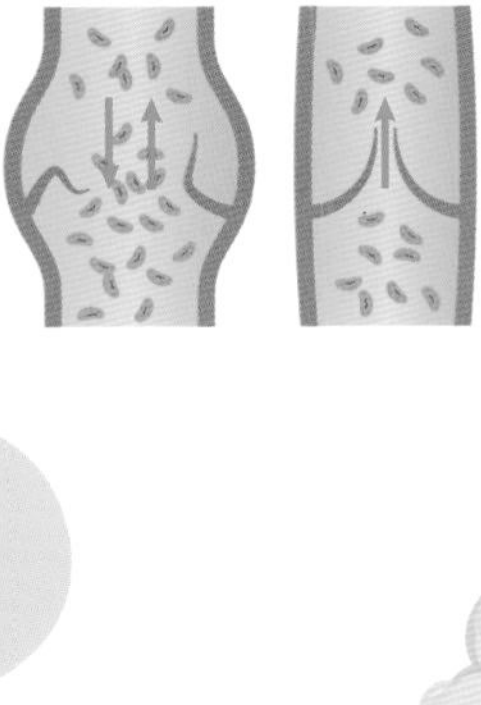

血栓ができると… 深部静脈血栓症に

長時間の座位、あるいは寝ている状態が続くと、脚の筋肉ポンプが機能しないため、静脈内で血液が停滞し、血栓が形成されてしまう。これが深部静脈血栓症。旅行者血栓症(エコノミークラス症候群)ともいう。

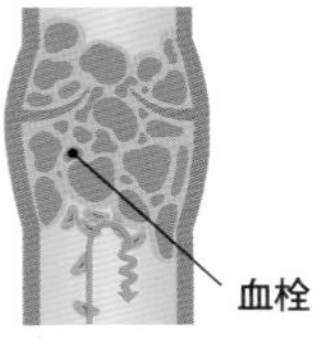

出産経験のある女性の2人に1人が静脈瘤

下肢静脈瘤はひどくなっても気づきにくい

静脈の病気、下肢静脈瘤は、実は非常に多くの人に起きています。古い調査ですが、30～49歳の55％、50～69歳の61％、70歳以上の75％に静脈瘤があったという報告があります。また、出産経験のある女性の2人に1人、つまり約半数で発症しているという調査結果もあります。

先ほども触れたように、静脈のポンプの役割を果たす脚の筋肉は伸縮することで、血液を心臓の方へと押し上げています。しかし、座りっぱなしや立ちっぱなしの仕事をしていたり、運動不足だと、血液がなかなか押し上げられません。そのため、だんだん血管に血液がたまってきて、静脈が腫れあがってしまいます。その結果、**静脈弁が壊れてしまい、血液が逆流。さらに、静脈の壁が引き伸ばされて、血管の拡張が目立つようになります。**これが「下肢静脈瘤」のできるプロセスです。

下肢静脈瘤には、段階があり、くもの巣状のもやもやした血管が見える状態が最も軽度です。しかし、**ひどくなっても、脚のだるさやむくみ、重だるさを感じる程度な**

ので、気づきにくいのです。

一方、静脈が停滞したために、血栓ができ、詰まってしまう「深部静脈血栓症」は、長時間同じ姿勢でいたり、手術後など脚の運動を行わない状態が続いて起こります。そして歩き始めたとき、その血栓が血液の流れにのって肺動脈に運ばれ、その血管を塞いでしまう「肺塞栓症《はいそくせんしょう》」という病気になることもあります。これは、重症の場合は死に至ることもあるほど深刻な病気です。

下肢静脈瘤5つのタイプ

軽症

1

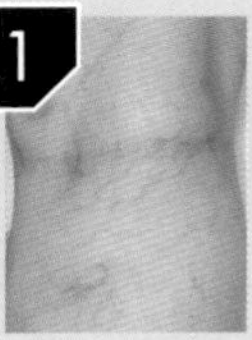

くもの巣状静脈瘤

皮膚表面の毛細血管が拡張した静脈瘤。くもの巣のように広がるため、この名称がついている。自覚症状はない。

2

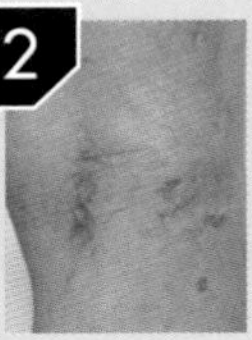

網目状静脈瘤

皮下の小さな血管が拡張した静脈瘤。静脈が青く浮き上がり、網の目のように見えるため、このような呼び名が。自覚症状はない。

3

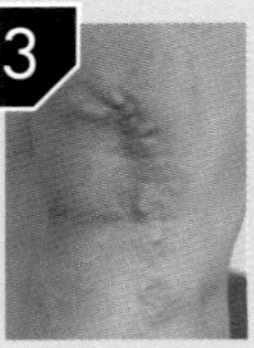

側枝《そくし》型静脈瘤

皮膚の下を走る伏在《ふくざい》静脈から枝分かれした細い静脈で起こる静脈瘤。こぶが多少目立つが、自覚症状はほとんどない。

4

陰部静脈瘤

女性の内股、外陰部、太もも裏の静脈瘤。妊娠・出産時の卵巣のまわりの静脈瘤から起こり、月経のたびに痛みやむくみが。

重症

5

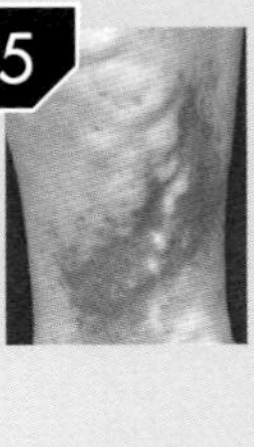

伏在型静脈瘤

伏在静脈の弁が壊れて生じた静脈瘤で、静脈の直径が4mm以上になった状態。だるさ、むくみ、うっ血性皮膚炎などが起こる。

歩きながらできる「下肢静脈瘤」対策

踏み込んだら、かかとを上げて親指で蹴り出す

静脈の場合は、どちらの病気も「同じ姿勢で脚を動かさない」ことで引き起こされています。だから、脚の静脈の病気を防ぐには、静脈の血液が心臓に向かってきちんと流れるよう、常に意識することです。そのためには、ふくらはぎをなるべく意識して動かすことが大切です。

ふくらはぎを動かすには、ほんのちょっとですが、普段の歩き方にも気を配ってください。ふくらはぎを十分動かすためには、かかと重心の後方荷重《こうほうかじゅう》で歩かないこと。肥満体形の方に多いのですが、**どすんどすんという感じの後方荷重の歩き方は〝ふくらはぎを全然使えていない歩き方〟**です。一歩足を前に出したら、ちゃんとかかとを上げ、親指でしっかりと地面を蹴り出すこと。また少し歩幅を大きく歩くことや、なるべく階段を使うようにすることも、ふくらはぎをよく動かすことにつながります。

下肢静脈瘤を防ぐには、次ページのように、6つのセルフケアをお勧めしています。立ち仕事の方は、日中に脚を上げて休憩できるといいですね。座り仕事の方は、帰宅

後に脚を上げて休むといいでしょう。

日中は「弾性ストッキング」を着用するのも、ひとつの手です。軽度圧迫圧、弱圧、中圧、強圧といろいろありますが、予防的な意味では軽度圧迫圧で十分です。ただ弾性ストッキングをはくだけでは意味がありません。脚の筋ポンプ作用を増強するには、やはりこまめに動くことです。

また下肢静脈瘤を防ぐには、体重を管理することも大切です。急な体重増加や肥満は、下肢の血流を悪くします。**静脈弁は、一度壊れると、自然に元通りになることはありません。**ひとつ弁が壊れると、血液が逆流してその下の弁にも負担がかかります。そしてその下の弁が壊れると、またその下の弁にも負担がかかり、どんどん弁が壊れて、脚がモコモコになってしまいます。

静脈弁は体のなかに何十カ所もあります。そのため、例えば妊娠中にひとつの弁が壊れたからといってすぐに下肢静脈瘤の症状が出てくるわけではありません。

しかし、自覚症状がないうちにどんどん進行していて、20年、30年たって静脈瘤特有の症状が出てくることもあります。**下肢静脈瘤予防には、体重をコントロールする意識を持つことも大切です。**

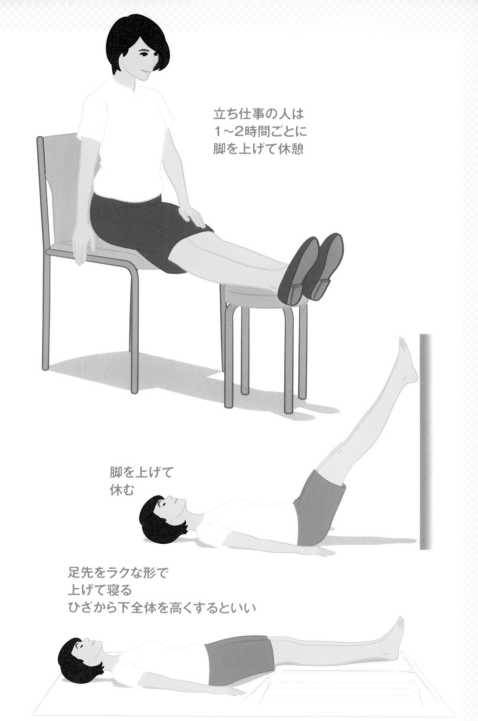

立ち仕事の人は
1～2時間ごとに
脚を上げて休憩

脚を上げて
休む

足先をラクな形で
上げて寝る
ひざから下全体を高くするといい

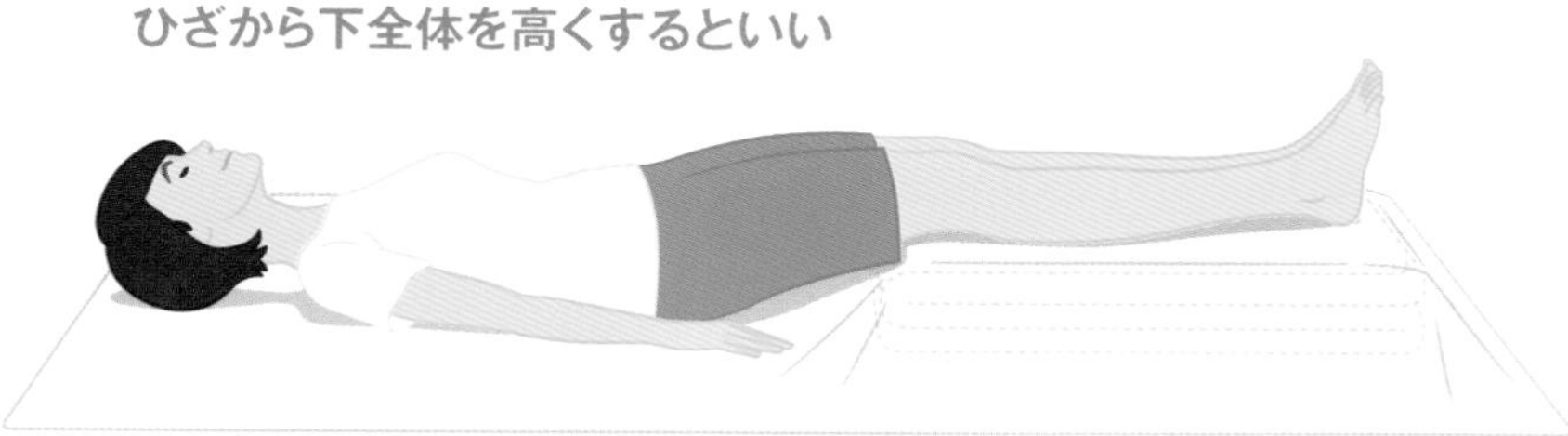

下肢静脈瘤を防ぐ 6つのセルフケア

下肢静脈瘤を防ぐには、適度な運動をしてふくらはぎの筋力を高めること。また脚をなるべく上にして、静脈内の血液がうっ滞しないよう心がけることも大切だ。

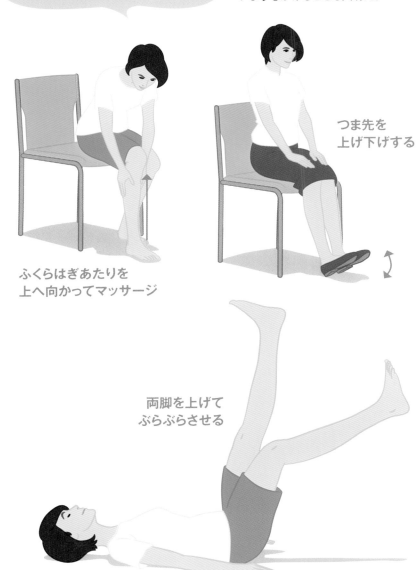

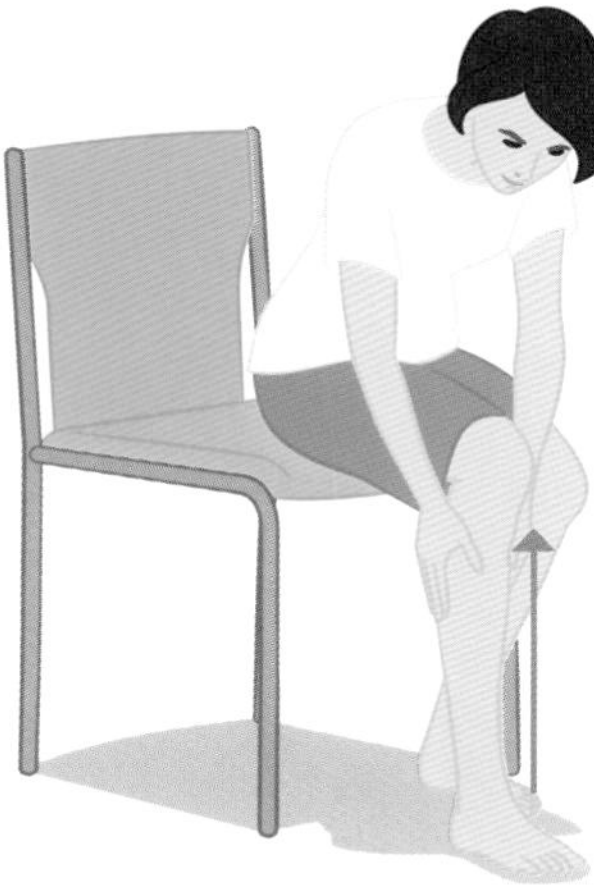

ふくらはぎあたりを
上へ向かってマッサージ

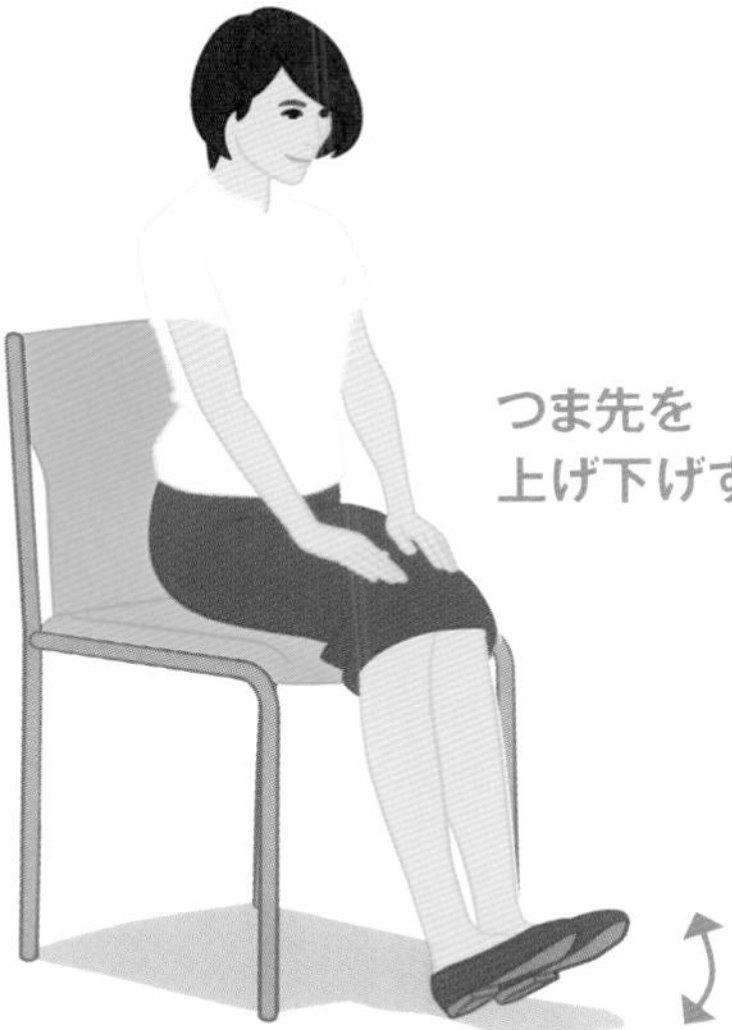

つま先を
上げ下げする

両脚を上げて
ぶらぶらさせる

脚の動脈の病気を防ぐには

バランスのとれた食事に加えて運動を

では、脚の動脈はどう健康に保つべきでしょうか。動脈は、心臓から全身に向かって血液を行き渡らせる役割を担っています。本来、動脈の壁は丈夫で弾力性に富んでいますが、動脈も加齢に伴い、血管の壁が硬くなり弾力性を失ってきます。

このような状態が「動脈硬化」です。動脈硬化は体中のあらゆる場所で起こる可能性があります。心臓の血管である冠動脈に動脈硬化が起き、血栓が詰まるのが心筋梗塞です。そして脳の血管が動脈硬化になり、動脈が血栓で詰まるのが脳梗塞です。そして、先ほども説明した通り、**脚に起こる動脈硬化は「下肢閉塞性動脈硬化症」といいます。**

脚の動脈硬化によって狭窄《きょうさく》（血管が細くなる）や閉塞《へいそく》（血管が詰まる）が起こると血液の流れが悪くなり、足先まで栄養や酸素を十分に送れなくなってしまいます。

脚の冷えやしびれといった症状から始まり、歩行時にふくらはぎが痛くなることもあります。これを間欠性跛行《かんけつせいはこう》といいます。さらに進行すると、何もしていなくても脚が痛み（安静時疼痛《とうつう》）、足に潰瘍や壊疽を発症することもあるので、注意してください。

これらを予防するのに必要なのは、バランスのとれた食事です。動脈硬化の予防には野菜中心で、主食、主菜、副菜をそろえた食事にすること。まず野菜でお腹を満たし、脂の多い肉類や揚げ物を控え、ご飯や麺類の食べすぎに注意することです。

また、ウオーキングなどの有酸素運動を週に2回各20分は行うこと、脳と体の疲労回復のために良質な睡眠をとること、ストレスをためないこと。そして禁煙してください。たばこを1本吸うだけで、血管の収縮は30分以上続きます。血管が収縮すると血圧も上昇します。また活性酸素が大量に発生して血管を攻撃し、動脈硬化を促してしまうことになるのです。

足はしっかり見てください。**動脈硬化によって狭窄や閉塞がひどくなると、足に血流が少なくなっているぶん、足の甲に毛が生えなくなってきます。**毛穴が減り、皮脂を分泌する〝皮脂腺〟もなくなって足は乾燥傾向に。そしてかかとがカサカサになったり、そこからひび割れたり。爪も生えづらく、巻き爪になったり爪が厚くなることも。またタコなどができると、傷ができやすくなり、潰瘍につながることもあります。糖尿病の人は特に注意してください。

脚の動脈硬化が 疑われる場合は検査を

もし脚にしびれや痛みや冷えを感じるときは、医療機関でABI検査を受けよう。ABI検査は両腕、両足首の血圧を診る簡単な検査だが、足の動脈硬化の指標になる。

脚の動脈硬化を早めに知ることで、命を奪う心筋梗塞や脳梗塞のリスクを下げることもできる。脚の血管の健康を守ることは、結局は体全体の健康を守ることにつながっている。

脚の動脈硬化を防ぐ 6つの生活習慣

脚の動脈硬化を防ぐには、禁煙はもとより、運動で脚を動かし、血流を良くすることだ。また、ストレスがたまると交感神経が緊張して血管が収縮してしまうので、ストレス解消も心がけること。

1. 食事は野菜中心で バランスよく八分目に
2. 週2回、各20分は運動
3. 良質な睡眠をとる
4. 禁煙
5. ストレスをためない
6. フットケア （ストレッチやマッサージ）

脚の動脈硬化 ABI検査が役立つ

ABI検査は、腕と足首の血圧を比較する検査。足首の最高血圧を腕の最高血圧で割り、その値が0.9以下の場合は脚の血管が詰まっている可能性が高いとし、下肢閉塞性動脈硬化症と診断する。検査時間は15～20分程度で、外来で簡単に検査できる。

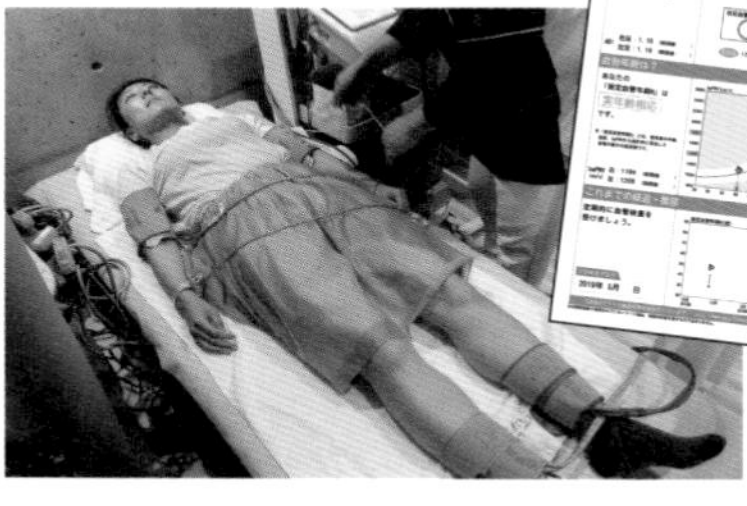

結果

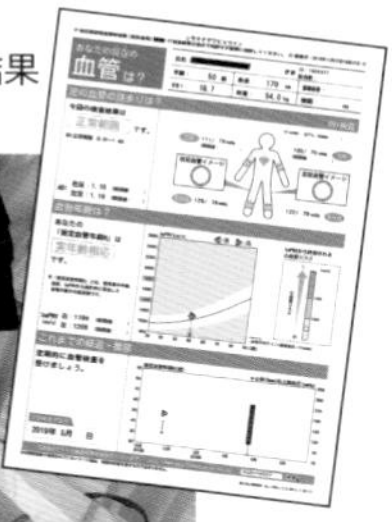

下肢閉塞性動脈硬化症 症状の分類

軽症 → 重症

フォンテイン分類	Ⅰ度	Ⅱ度	Ⅲ度	Ⅳ度
	無症状	間欠性跛行	安静時疼痛	潰瘍・壊疽
	■足がしびれる ■足が冷える	■一定の距離を歩くと足が痛くなって歩けなくなる ■少し休むと再び歩けるようになる	■安静にしていても足が痛む	■潰瘍（皮膚の一部がただれてくずれた状態）が起こる ■さらに進むと壊疽（一部が死んだ状態）が起こる

第5章

靴が合わない、痛い…靴との付き合い方

ヒールの靴を履くと足の土台、距骨に影響

靴選びに悩んでいる人向けに
足の病院が勧める靴選びのポイントを紹介します。
また、ヒール靴を履いたあとのケアを解説します。

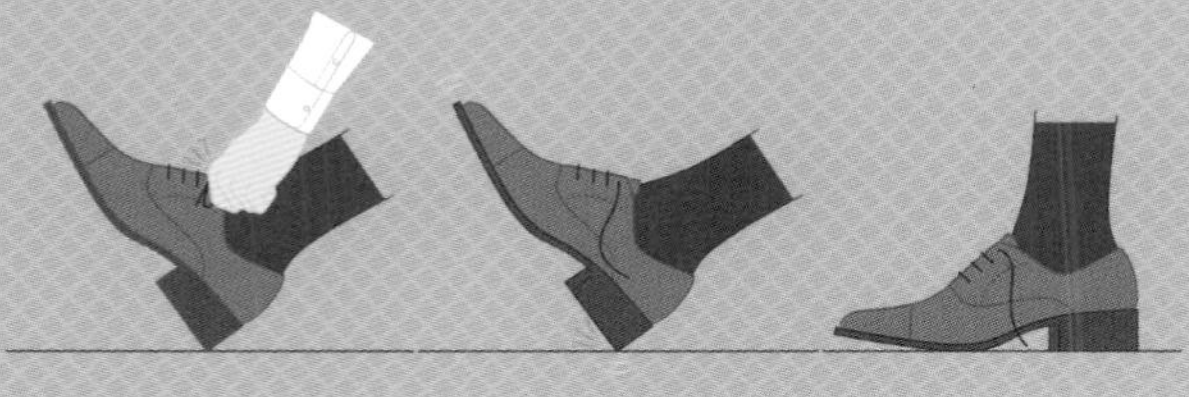

ヒールは体重を支える距骨《きょこつ》に負荷をかける

足病医学の考えでは、4㎝以下が望ましい

職場で、フォーマルな場で、女性の場合、さまざまなシーンでヒールの靴を履くことが多いでしょう。しかし、残念なことに**ヒールのある靴は、足への負担が大きい**のです。レントゲン写真でもわかるように、ヒールを履くとかかとがかなり上になり、足全体が前のめりになって、つま先に体重がかかります。そしてつま先はヒールの型に押されて足指がギュッと圧迫されるので、**足の関節が徐々に変形することにつながって**しまいます。

米国の足病医学（ポダイアトリー）では、足に負担をかけないためにも、**ヒールの高さは4㎝以下に抑えるのが望ましい**とされています。もし、仕事などでどうしてもヒールを履かないといけないなら、必要なときだけ着用し、**こまめに履き替えることを勧めています。**

ヒールの靴を履いて歩くと、特にすねの骨の下にある「距骨」に影響を及ぼします。

距骨とは、「足」と「脚」とをつなぎ、「立つ」「歩く」ときに動作の支点になる小さな骨です。

ヒール靴だとこんな影響がある

ヒール靴では、傾斜の上に立っているようなもの。足の前側に体重がかかるため、タコができたり、前すべりする結果、外反母趾や内反小趾にも。また、距骨が不安定になる。

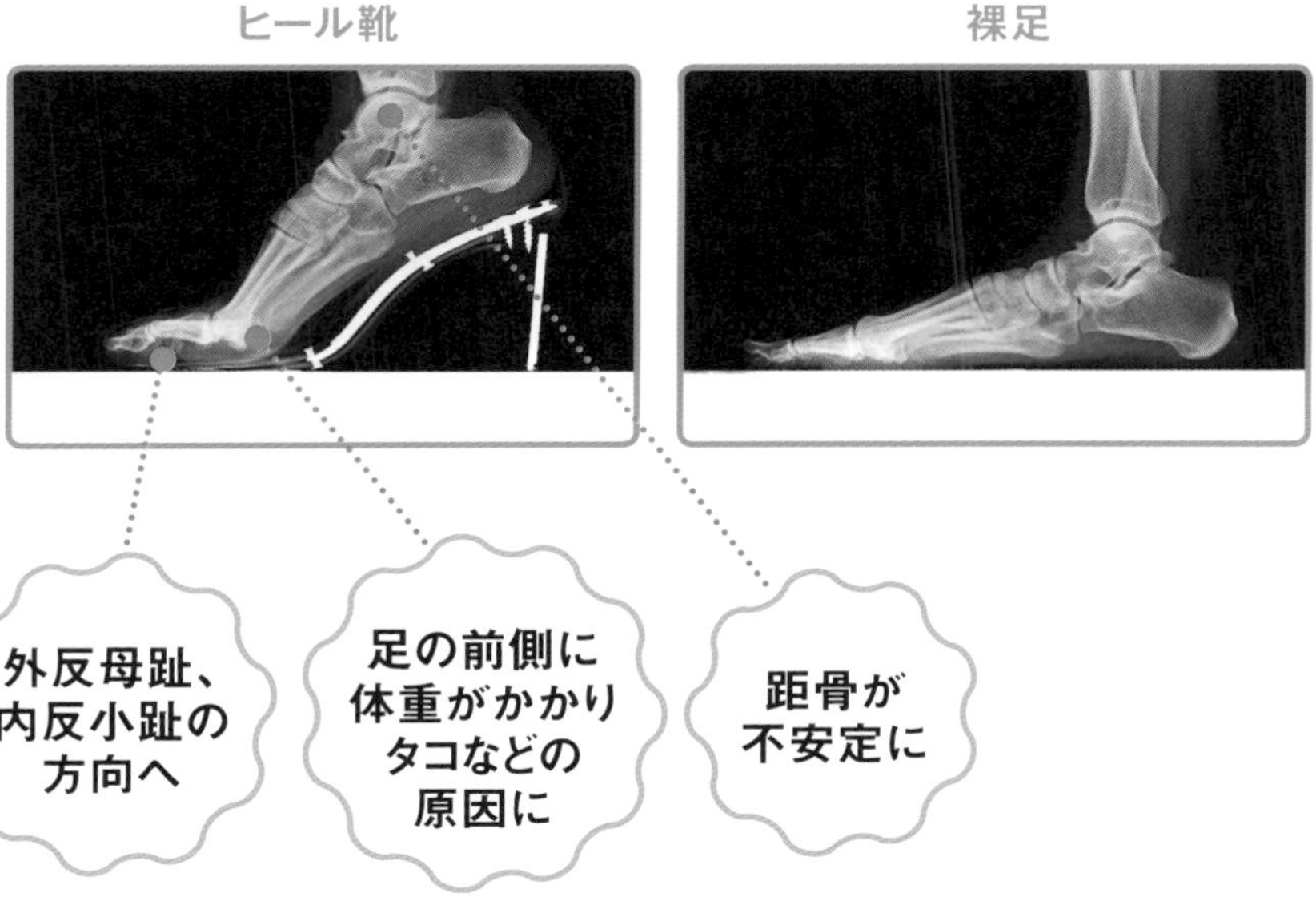

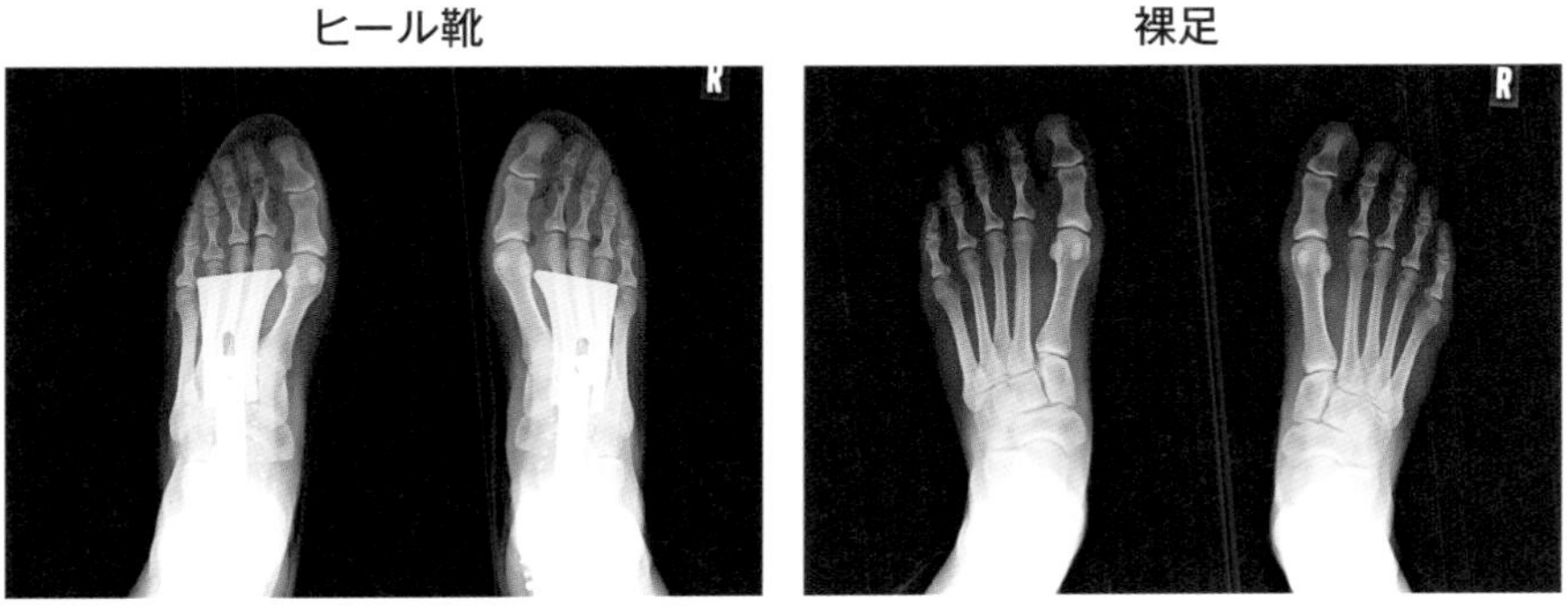

靴のヒールが高いほど足には負担がかかる。左上のレントゲン写真でも、足の指の付け根に重みがかかっているのがわかる。また、左下のレントゲン写真は上から撮影したもの。親指の先が小指側に曲がって変形している。ヒールが履ける体力は大事だが、外反母趾の一因にもなるので、長時間履き続けるのは避けよう。

距骨《きょこつ》は、足と脚をつなぐ小さな骨

ヒールを履くと距骨は不安定に

この距骨がどこにあるかというと、上側にすねの脛骨《けいこつ》・腓骨《ひこつ》、前は内くるぶし前の舟状骨《しゅうじょうこつ》、後ろはかかとの踵骨《しょうこつ》に挟まれています。**距骨は、上から見ると前が広く、後ろが狭く、台形のような形をしています。**そして、前側の広い部分で、すねの２本の骨にあるソケットのような部分にはまっています。

ヒールの靴を履くと、かかとが上がり、足首の関節である「足関節《そくかんせつ》」は底屈（つま先が下がった状態）になります。このとき**距骨の後ろは幅が狭く固定されていないぶん、足首はグラグラと左右に不安定な状態になります。**

立ったり座ったりするとき、足首が不安定な状態で姿勢を真っすぐに保たなければならないので、脚の筋肉に負担がかかります。ふくらはぎのふくらみを形成する腓腹《ひふく》筋《きん》、ふくらはぎの深層にある後脛骨筋《こうけいこつきん》、腓骨の後方を通る腓骨筋《ひこつきん》など、**多くの筋肉に緊張を強いるのです。**ヒールを履いた後、脚がだるく疲れを感じる人がいるのは、そのためでしょう。

ヒール靴で不安定になる距骨とは？

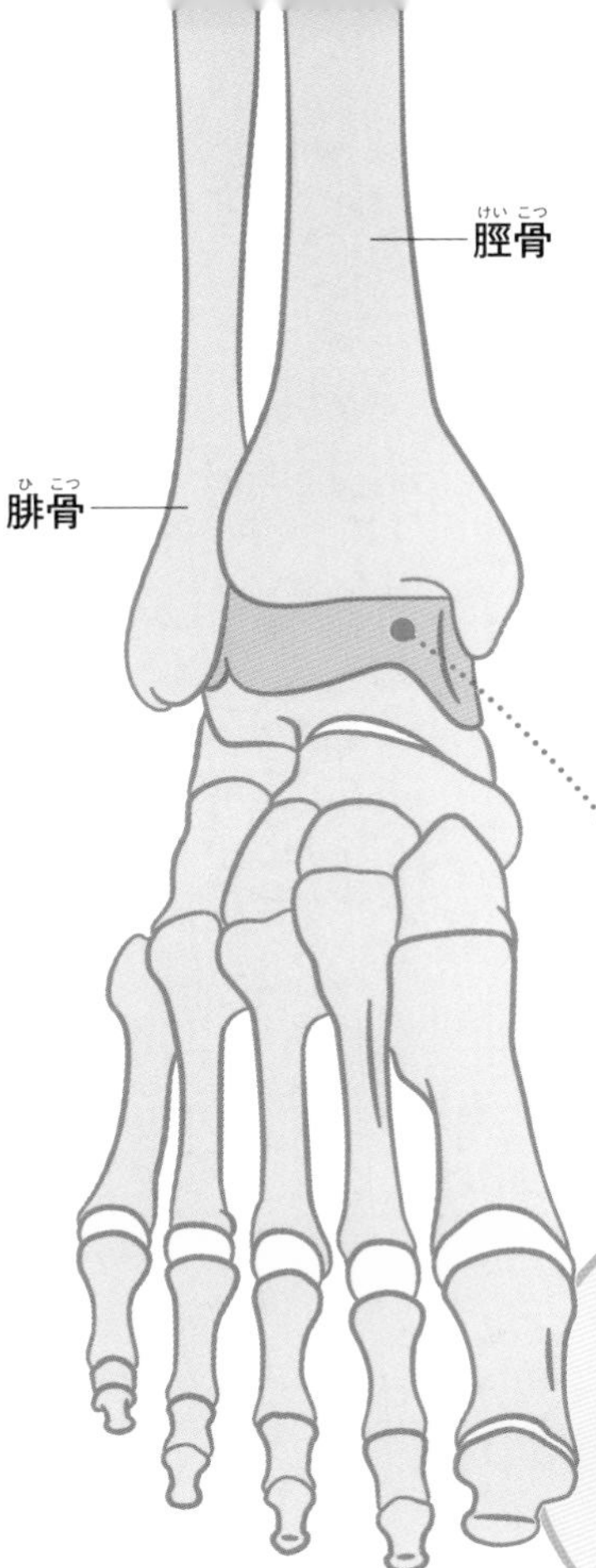

足と脚のつなぎ目にある骨。すねのやや太めの「脛骨」、その外側の細い「腓骨」につながる。ヒール靴を履くと、それらとのジョイントが悪くなり、不安定になるため、すねやふくらはぎの筋肉で支える必要が出てくる。

距骨《きょこつ》

足首の奥にあり、筋肉には付着していない。歩行の際、実に絶妙な動き方をする。

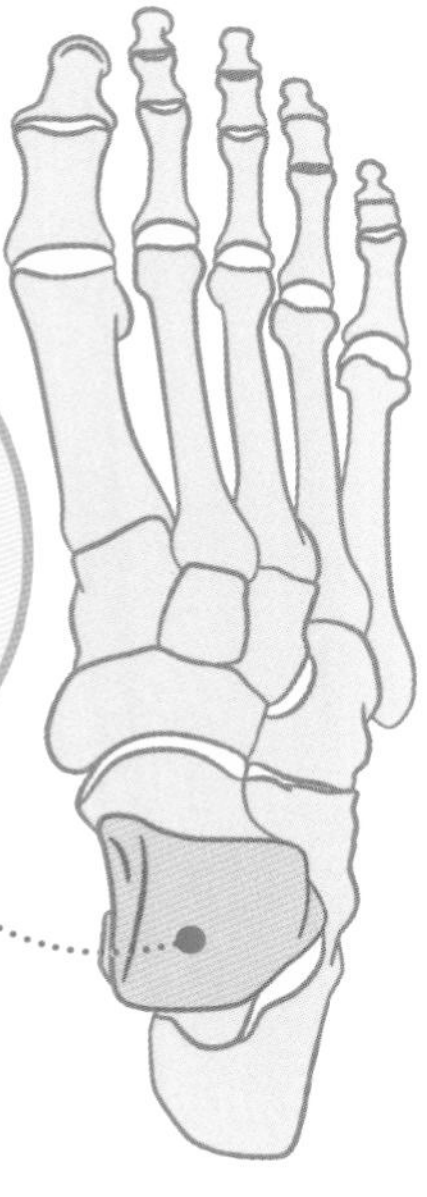

上から見ると、前が広く、後ろが狭い台形状。ヒール靴を履くと、ジョイントがゆるんで不安定に。

かかとの大きな骨「踵骨」と、内くるぶしの前の「舟状骨」に挟まれている。

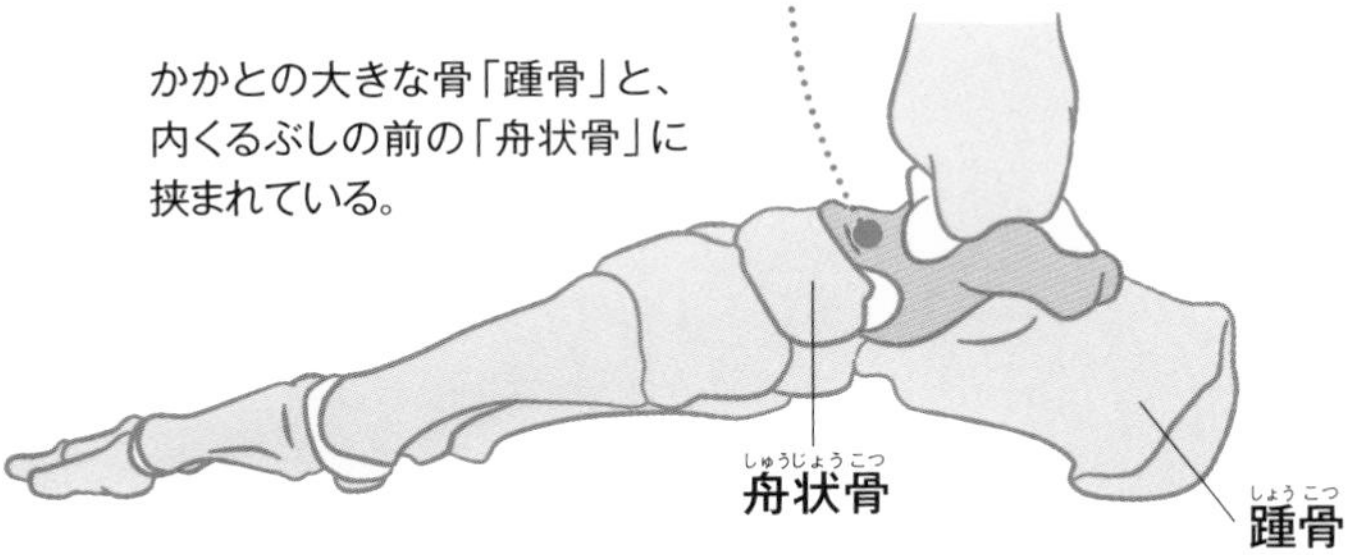

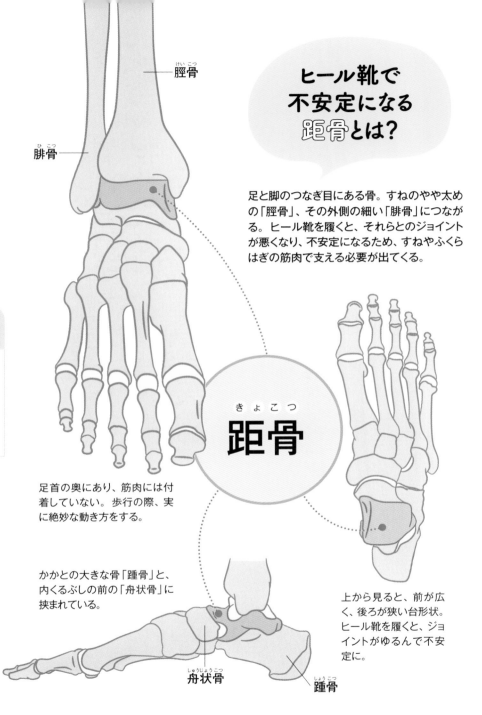

外反母趾の人はパンプスを避けたい

最も安定感があるヒール靴はブーツ

ヒール靴のなかでも特に足が不安定になるのは、パンプスです。

足首も甲も固定されていないので、靴の中で足が前にすべりやすくなります。すると、足の前側に体重が集中するので、足にタコができやすくなります。さらに、前すべりとともに足の前側が靴の型にギュッとはめられることになり、親指が人さし指の方に曲がる「外反母趾」になったり、小指が薬指の方に曲がる「内反小趾《ないはんしょうし》」になりやすくなります。足指の付け根にあるＭＴＰ関節に重みがかかることで、母趾にある靭帯《じんたい》がゆるみ、外反母趾が進行することもあります。今すでに外反母趾が気になっている方は、パンプスはできるだけ避けるのがよいでしょう。

日本には、土踏まずのつぶれた扁平足の女性が多いのですが、**扁平足だと、足が倒れやすくなります。**これをしっかり受け止められるヒール靴でなければ、どんどん歩きにくくもなります。**歩きやすさを考えるなら、**内側にも前側にも足がずれないように**甲を固定してくれるようなブーティーの方がまだよい**でしょう。

ヒール靴のなかでもパンプスが最も不安定

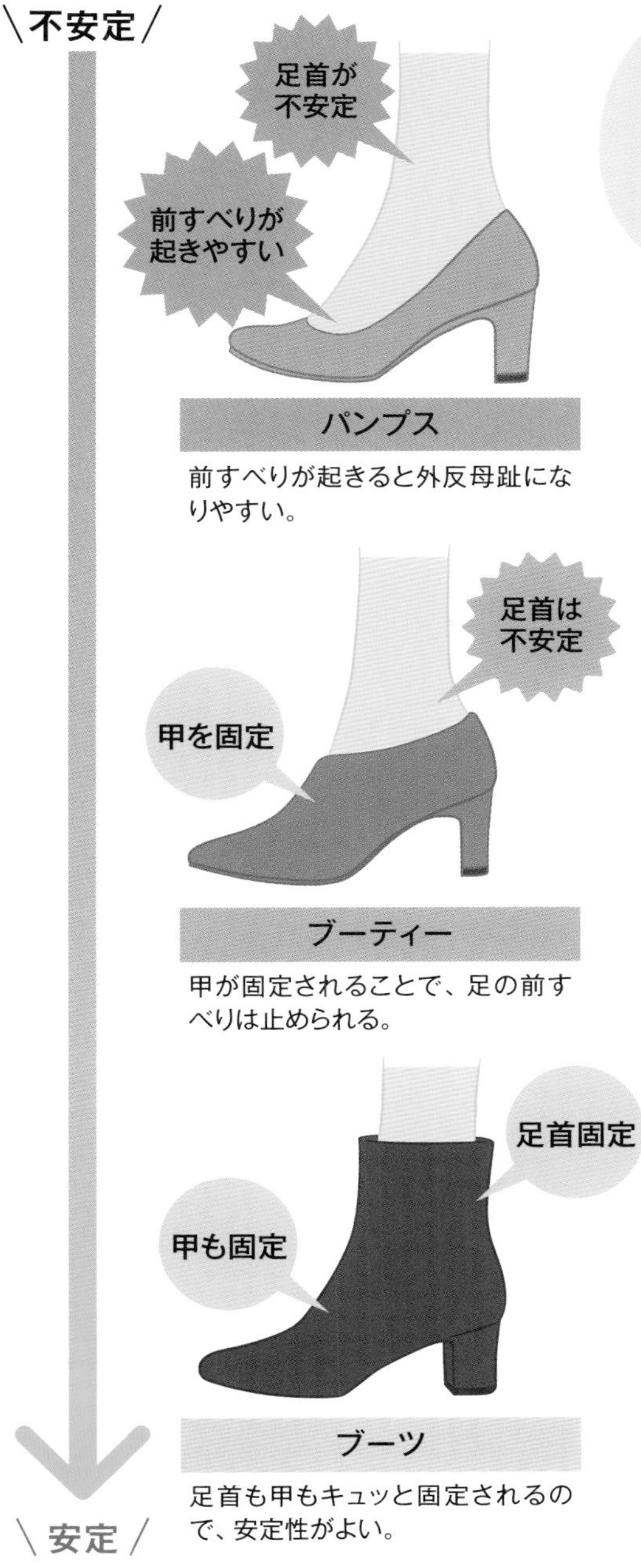

不安定
足首が不安定
前すべりが起きやすい
パンプス
足首は不安定
甲を固定
ブーティー
足首固定
甲も固定
ブーツ
安定

パンプス
前すべりが起きると外反母趾になりやすい。

ブーティー
甲が固定されることで、足の前すべりは止められる。

ブーツ
足首も甲もキュッと固定されるので、安定性がよい。

ヒール靴の場合、前すべりと、足首の不安定さが課題。そのため、甲も足首も押さえられないパンプスは最も不安定。一方ヒールがあっても、ブーツはその2つの問題がクリアされる。

ただ、日本人女性は、足の前方の幅に比べてかかとの幅が狭い方も多いのです。そういう方は甲を固定していても、かかとがパカッと抜けてしまう場合もあります。一番安定性が高いのはブーツです。

足の甲もかかとも包み込まれ、ヒール靴によって引き起こされるトラブルの回避には役立つはずです。

自分に合った正しい靴選びとは?

自分の足の特徴と加齢変化を知る

では、どんな靴を選べばいいでしょうか。自分の足に自然にフィットする「**正しい靴選びは、足の老化防止につながります。**」

アシックススポーツ工学研究所の発表によれば、人間の足形や歩き方は、50歳を境に大きく変化するそうです。同研究所では3次元足形計測機や歩行姿勢測定システムなどによる膨大なデータを分析しています。

同研究所の発表によると、外反母趾で悩んでいる女性の数は男性の2倍。**日本人女性の足は50歳を過ぎると、かかとが前方向へ倒れていき、前足部に力がかかりやすい**状態になっていきます。さらに加齢により、足の横アーチが潰れて足の幅が広くなり、内側の縦アーチの高さも男女ともに低くなっていきます。これにより靴が窮屈になって親指が靴の中で圧迫されるようになるのも、急激に外反母趾が増える一因でしょう。外反母趾の人は内反小趾《ないはんしょうし》も併発していることが多いようです。

加齢とともに足のアーチの機能が低下してしまうことで窮屈な靴、合わない靴への対応ができなくなるのも外反母趾や内反小趾が進行する原因になります。

靴選びの前にまず大切なのは、**自分のつま先がどんな形なのか観察すること**です。日本人のつま先の形はエジプト型、ギリシャ型、スクエア型の３つに分類されます。日本人に一番多いのは、親指が一番長いエジプト型。足のどの指が長いかによって、フィットする靴の形も変わってきます。

また、**靴は足長だけで選んではいけません。**男性も女性も加齢とともに足のアーチがつぶれてきて、足の幅は広がってきます。同じ長さの靴でも、その幅によってはとても窮屈な靴もあるのです。ポイントストレッチャーなどを使って自分で靴の幅を広げることもできますが、シューフィッターなどのいるショップに行って、自分の〝今の足〟をきちんと計測してもらい、足にフィットする靴を購入するのも手です。

各メーカーによって、靴の木型は異なるため、さまざまなメーカーの靴を試着して、「このメーカーのこのラインの靴は自分の足に合っている」と把握しておくのも大切。

このほか、かかとの骨が安定するように、かかとがしっかりしている靴を選ぶこと。そして地面からの衝撃を吸収して足裏に負担をかけないよう、足底は硬くて頑丈、かつ踏み返し動作をする足指の付け根はきちんと曲がる靴を選びましょう。また足の甲を固定した方が機能的に動けるので、靴ひもを結ぶタイプがベターです。

下北沢病院が教える

靴の選び方

自分の足をもっと知ろう

人のつま先の形は大きくギリシャ型、エジプト型、スクエア型の3タイプに分類される。日本人に最も多いのは、親指が一番長いエジプト型。自分の足型を知れば、足型に合った木型が探しやすい。

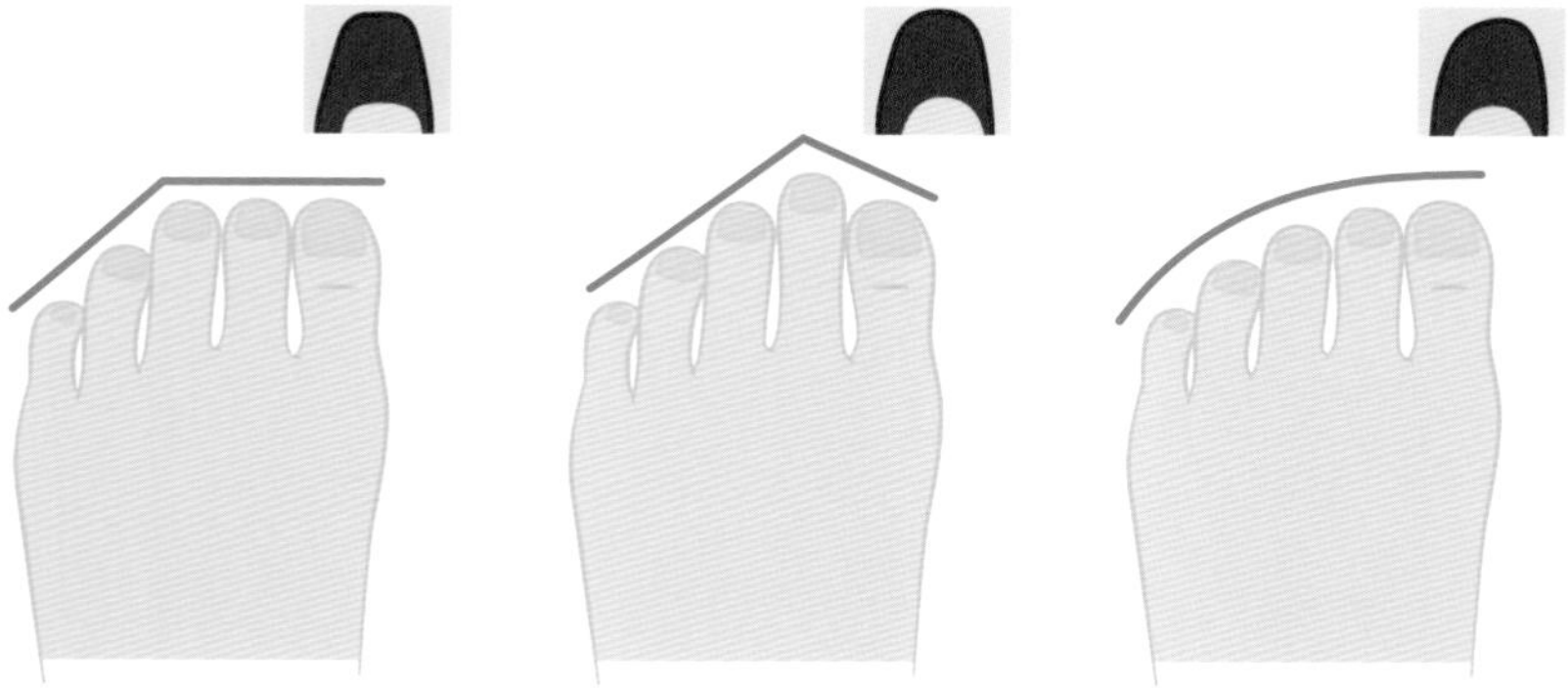

スクエア型

親指と人さし指の長さがほとんど同じ。この場合はつま先が四角いスクエア型の靴がフィット。

ギリシャ型

人さし指が親指よりも長い。つま先を頂点に、左右対称のカーブを描くラウンド型の靴が合う。

エジプト型

親指が一番長い。親指部分から小指にかけて斜めにカーブを描くオブリーク型の靴が合いやすい。

足囲も大切

“足の長さ”だけでなく、“足囲”も選べる靴だと、足によりフィットする。親指の付け根から小指の付け根に沿ってメジャーを1周した長さが足囲となる。EEやEEEなどで表示される。参考にしよう。

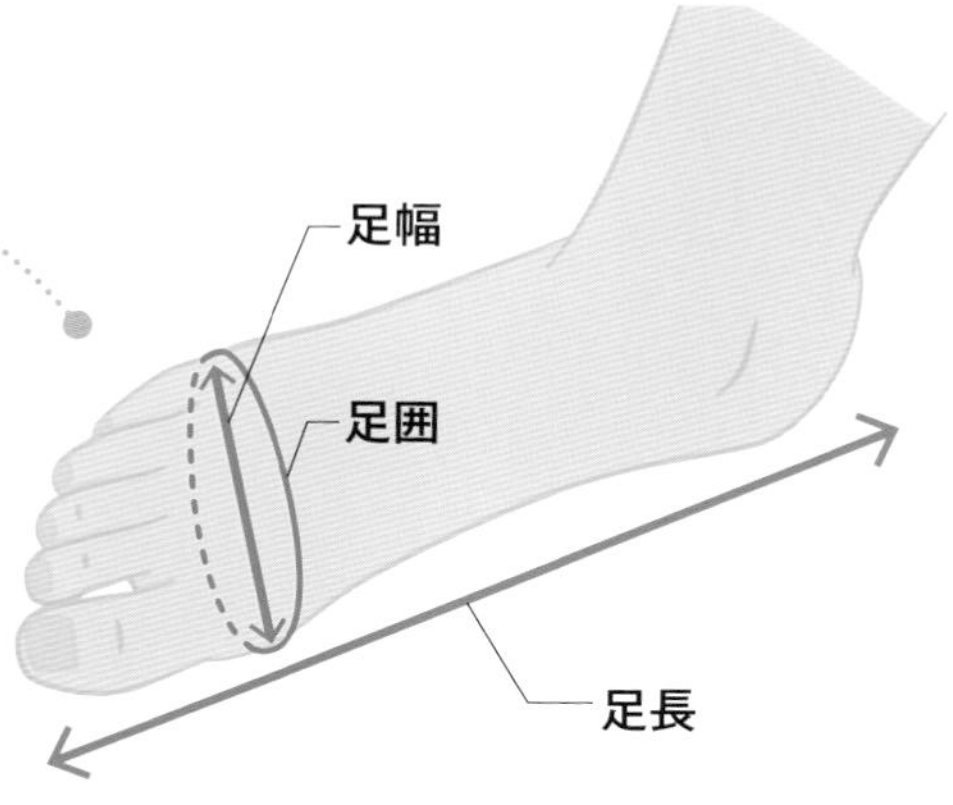

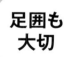

自分に合う靴選び チェックポイント

☑ **自分の足のサイズに合うこと**
シューフィッターのいるショップなどで足の計測を。

☑ **かかとがしっかり作られている**
かかとがしっかりした靴は足首が安定しやすい。

☑ **足指の付け根の部分のみで曲がる**
踏み返し動作の部分が曲がる。

☑ **アウトソール（靴底）は硬くてしっかり**
柔らかいと、疲れやすかったり、タコの原因に。

☑ **試着時は店内を歩く**
体重をかけると異なる。店内を歩いて確認。

☑ **靴ひもを結ぶ靴が望ましい**
足の甲を固定し、足の動きを機能的なものに。

☑ **つま先には少しのゆとりを**
つま先には1～1.5cmのゆとりを持たせて。

ヒール靴なら……

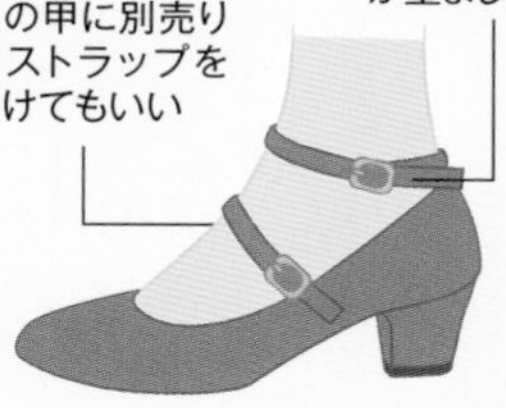
なければ、
ストラップ付き
が望ましい
※ どちらか片方でOK

☑ **ヒールの高さは4㎝以内に**
ヒールが高くなるほど、足にかかる負担は増す。

☑ **細いヒールより太いヒール**
細いヒールは不安定。転倒、ねんざのリスクも。

☑ **ウェッジソールがベター**
歩行時の衝撃を分散し、バランスもとりやすい。

☑ **パンプスはストラップ付き**
脱げにくく、前すべりしにくい。足指の変形防止にも。

ヒールを履いた日は足指を開き

脚の筋肉をマッサージしよう

ヒールの靴を履くのは、なるべく必要最小限の時間にし、ヒールを履いた日は、家に帰ってきたら**必ず脚をマッサージする**よう心がけてください。

ヒールで押さえつけられていた足指は、**じゃんけんの「パー」の形に開いて、**指をもみほぐす。きちんと指をストレッチしないと、足指はどんどん硬くなってしまいます。

そしてヒールを履いているときに緊張を強いられていた、ふくらはぎやすねの筋肉をもみほぐしてください。足と脚の疲れを次の日に持ち越さないように、こまめにケアをしていくことが、元気な足の〝足寿命〟を延ばすことにつながり、健康寿命を延ばすことにつながっていきます。

ヒールを長く履いていると、アキレス腱も硬くなります。前述のように、アキレス腱が硬いと、足のアーチをつぶしながら歩くことになるので、足の裏の足底腱膜《そくていけんまく》にも負荷がかかります。足底腱膜炎になると足裏が痛くてフラットな靴も履けなくなりますから、そういった事態を避けるためにも、アキレス腱は伸ばすようにしてください。

ヒール靴を履いた日は しっかり脚をマッサージ

ヒール靴を長時間履き続けていると、足の指がこわばり、関節を動かしにくい状態になる。夜は足指を開いてストレッチを。そしてふくらはぎの表層の腓《ひ》腹《ふく》筋《きん》や脚の外側の腓骨まわりの筋肉もしっかりもみほぐして。

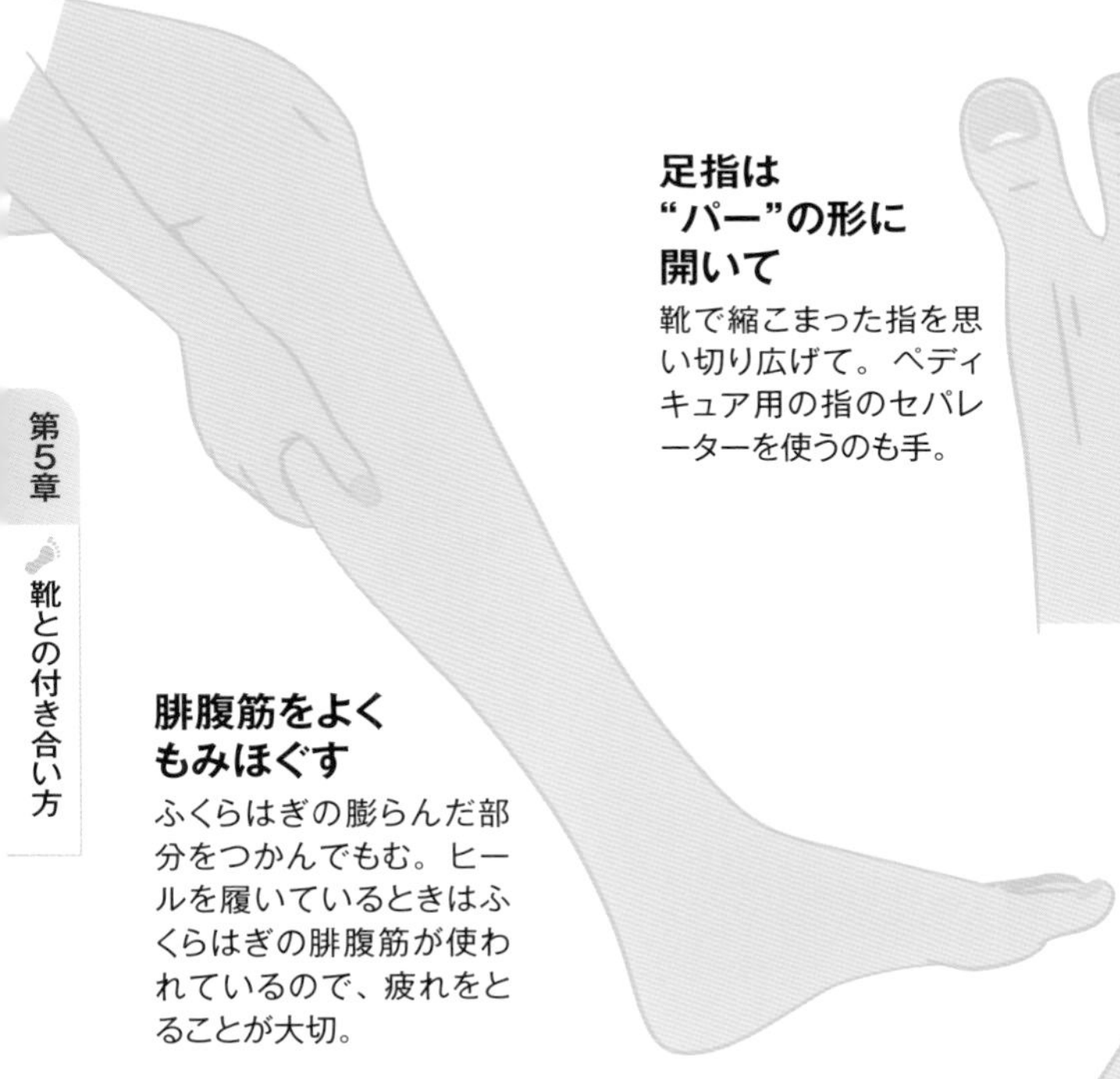

足指は“パー”の形に開いて

靴で縮こまった指を思い切り広げて。ペディキュア用の指のセパレーターを使うのも手。

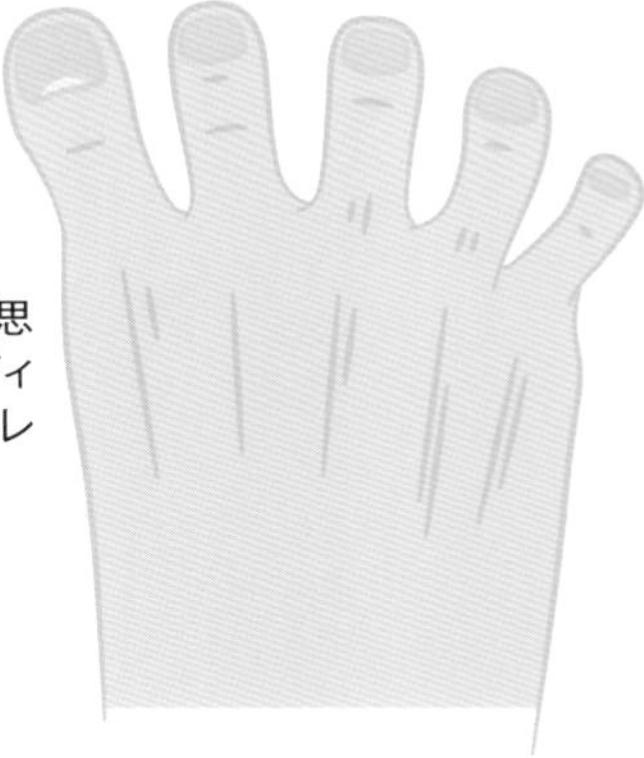

腓腹筋をよくもみほぐす

ふくらはぎの膨らんだ部分をつかんでもむ。ヒールを履いているときはふくらはぎの腓腹筋が使われているので、疲れをとることが大切。

脚の外側・内側をもむ

腓骨の骨頭の下の部分などをほぐし、脚の外側・内側を全面的にもみほぐす。

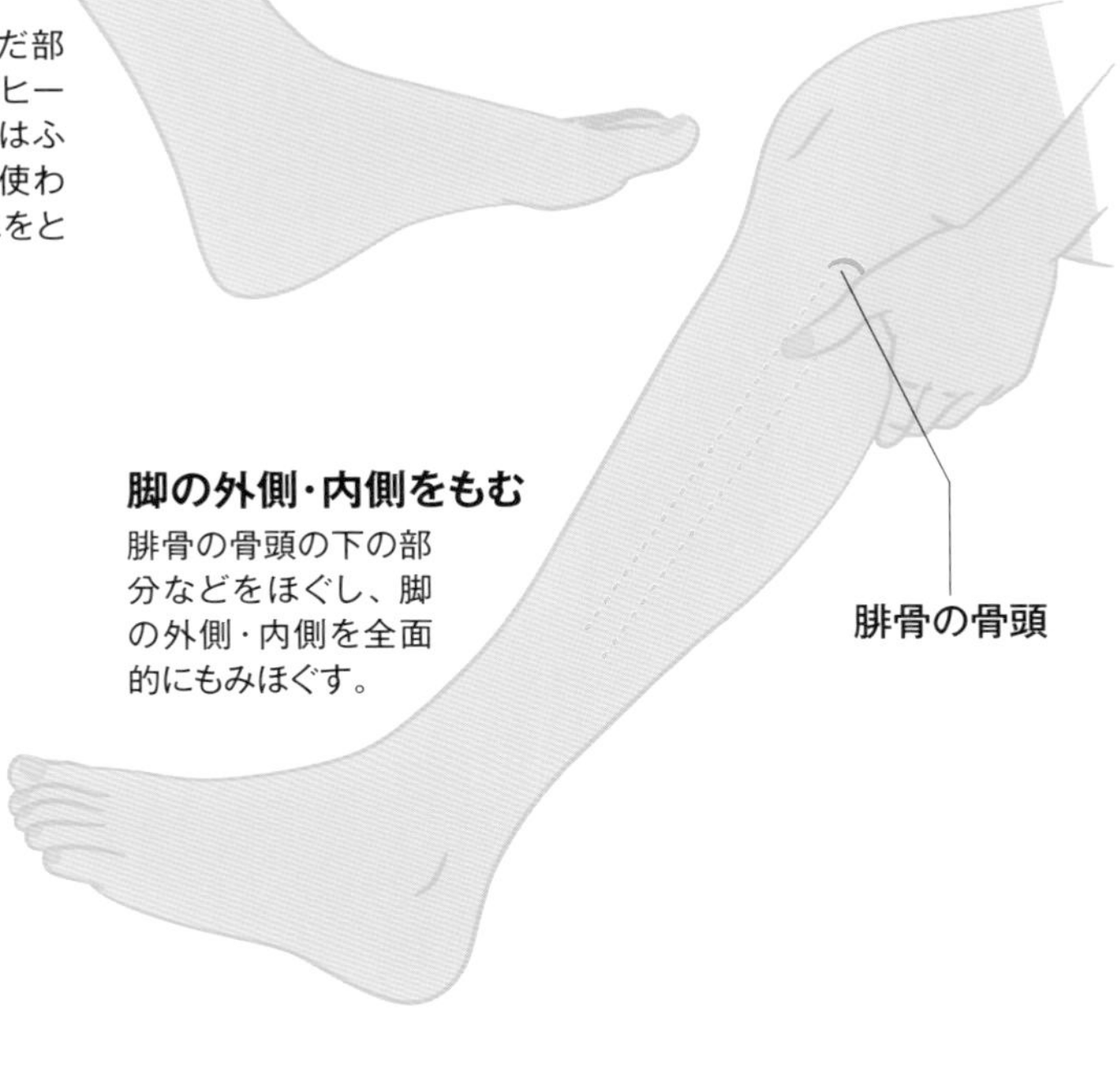

病気に対して処方し、足に合わせてつくる

医療用のインソールは、「足のおくすり」

外反母趾や足底腱膜炎などで、**歩く際に痛みが出る方には、靴底に敷く医療用のインソールを医師が〝処方〟します。**これはいわば「足のおくすり」です。

一般的に販売されている既製のインソールと異なり、症状に応じて医師が処方し、その人の足に合わせて装具士が作製します。医療用インソールの目的は主に３つです。

❶痛みが出るところへの衝撃を弱め、やわらかく圧がかかるようにする。

❷痛いところに集まっている体重を分散するため、土踏まずや足指の付け根などを持ち上げる

❸足の骨のアライメント（配列）を正しくする――。その人それぞれの痛みの原因を調べ、痛みを和らげるためのインソールの方向性を装具士に指示するわけです。

足病医学では、アーチの矯正をするために、柔らかいものではなく、硬いインソー

ルを用いるのが特徴です。

一方、足の裏のクッションとなる脂肪は、加齢とともに減ってきます。そのために、歩く際に足の裏への衝撃が集中して、痛みが出るという人も。そんな人には、足の裏にヒアルロン酸を注入する最新の治療法もあります。顔の小ジワ対策などに使われるヒアルロン酸を、各足に2.5〜5cc程度注射します。残念ながら、半年ほどで少しずつ減っていくのですが、痛みは軽減されます。

インソール　硬めのインソールで足のバランスを矯正

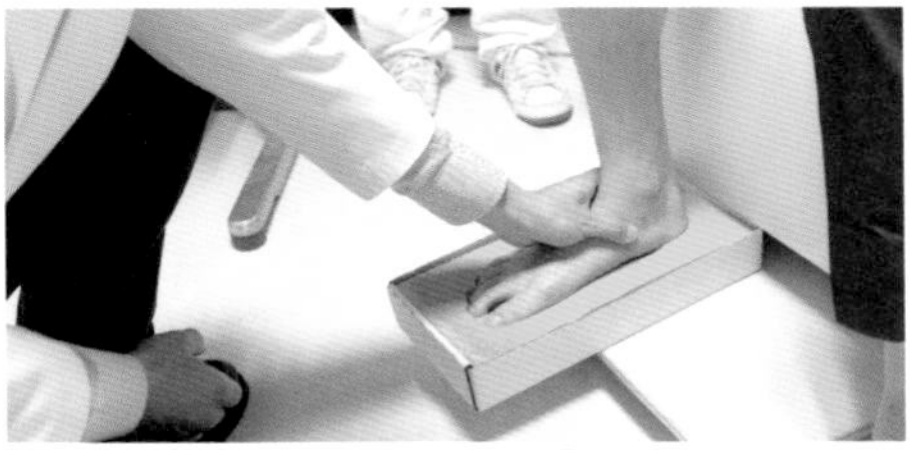

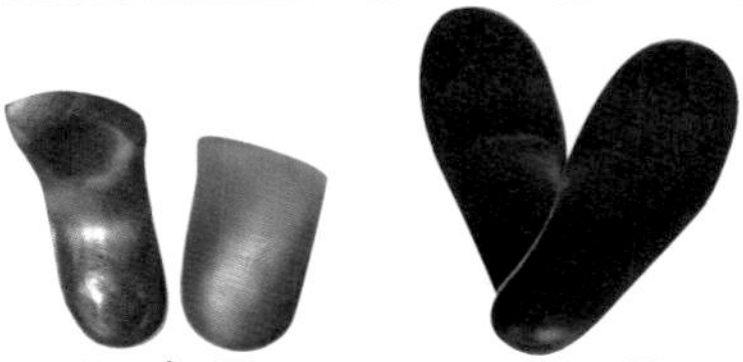

パンプス用　スニーカー用

医師の診察後、必要と判断された場合は、足の型どりをして、処方に基づいてオーダーメイドのインソールを装具士が作製。１足目は、保険が利くが、２足目からは自費。

スニーカー用、パンプス用、ヒール用の3パターンがある。スニーカー用のインソールなら症状改善のための機能をすべて持ったものが作れるが、パンプス用の場合はかかとを薄くしたり、足指の方の素材は少しカットするなどして、機能を少しずつ削ぐことになる。5cm以上のヒールに関しては治療用として有効なものを作るのは難しい。

足の裏にもヒアルロン酸

注入後　注入前

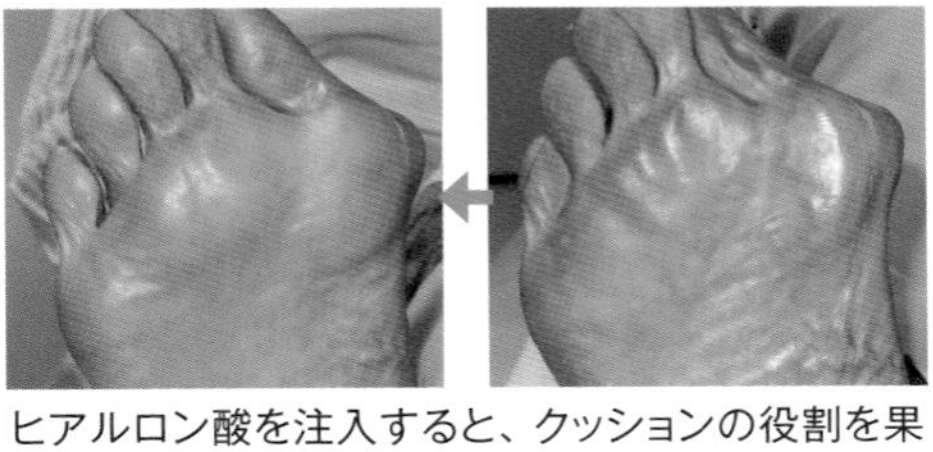

ヒアルロン酸を注入すると、クッションの役割を果たしてくれ、足の裏をついたときの衝撃が弱まる。下北沢病院では足の美容外来で、自費診療で行っている。

正しい靴の履き方を覚えよう

1

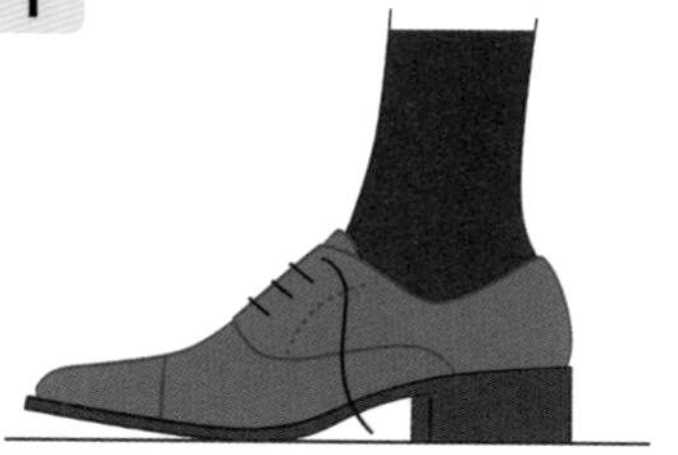

2

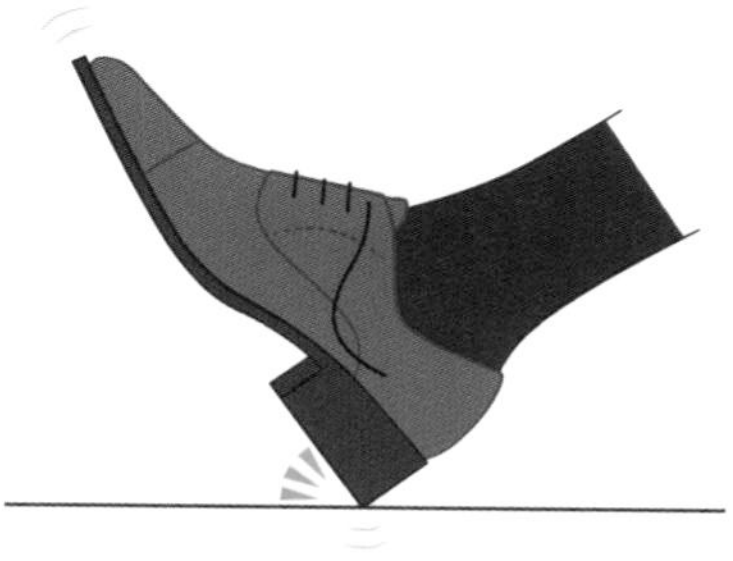

3

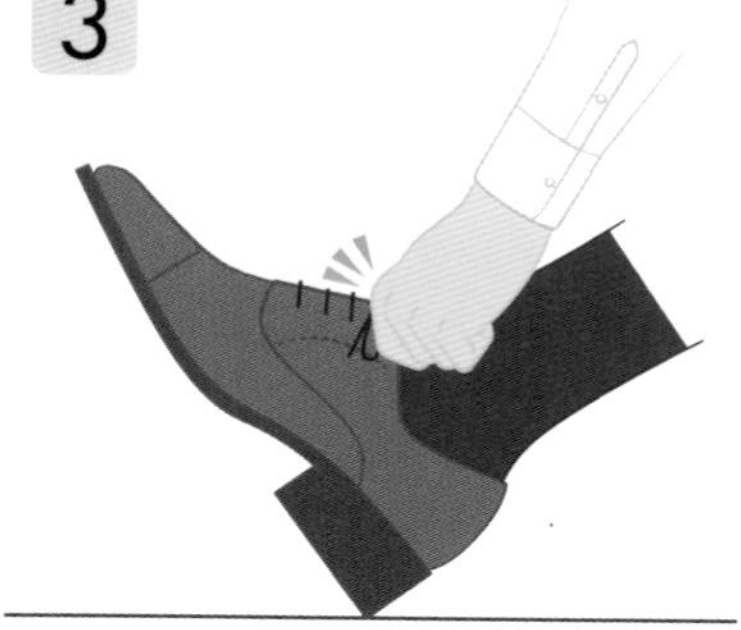

1 靴を履いたらまず、かかとに位置を合わせる。2 かかとでトントンと地面をたたくと合わせやすい。3 つま先に少しのゆとりと、かかとがしっかりフィットしていることを確認したら、靴ひもを結んで足首をしっかり固定する。

靴の中で前すべりが起きないよう、内部はつるつるした素材より、スエードなどが敷かれていて、足裏との摩擦が起こることによって、足が前にすべるのを止めてくれるものがよい。

指先部分に緩衝材が組み込まれているタイプや、土踏まずの部分にふくらみがあるタイプも、足をすべりにくくしてくれる。

第6章

足と全身の病気 糖尿病、痛風、関節リウマチ

痛い？ 痛みがなくなる？ サインを知ろう

足に症状が表れる全身の病気、
糖尿病、痛風、関節リウマチについて、
サインとそのメカニズムなどを解説します。

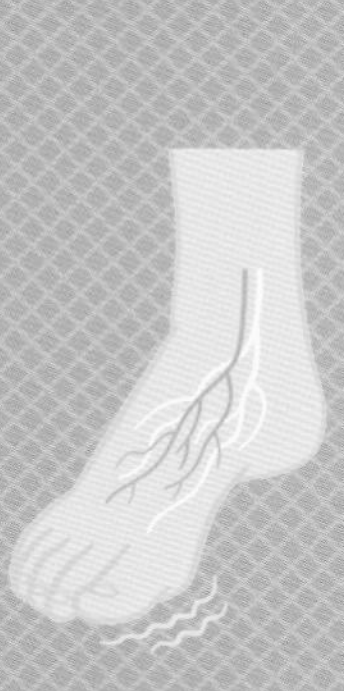

同じ生活習慣病でも足の症状は対照的

激痛の痛風、痛みを感じにくい糖尿病

足には、全身の病気の症状が出ることがあります。男性に多い生活習慣病で代表的なのは、糖尿病と痛風（高尿酸血症）ですが、この2つは、**〝痛み〟という点では対照的**です。

突然、足の親指の付け根が赤く腫れ上がり、激痛が生じる「痛風」。血液中の尿酸が7・0㎎／dL以上になると、高尿酸血症と診断されます。

この高尿酸血症の合併症の一つが痛風発作です。尿酸が結晶化して、関節にたまり、それがはがれるときに痛みが出ますが、その場所は、**足の親指の根元にある第一中足趾節関節のことが多い**のです。

ただ、尿酸値が高くても、全員が痛風になるわけではありません。痛風のきっかけとなるのは、飲み過ぎ、食べ過ぎや、温度低下、激しい運動、精神的ストレスなど。発作は数日から1週間ほどでおさまりますが、治療をしないで放置し、尿酸値が高い状態が続くと、炎症を繰り返し、関節破壊といって足指の骨が溶けてしまう場合もあ

足が痛くてたまらない 痛風の原因 高尿酸血症

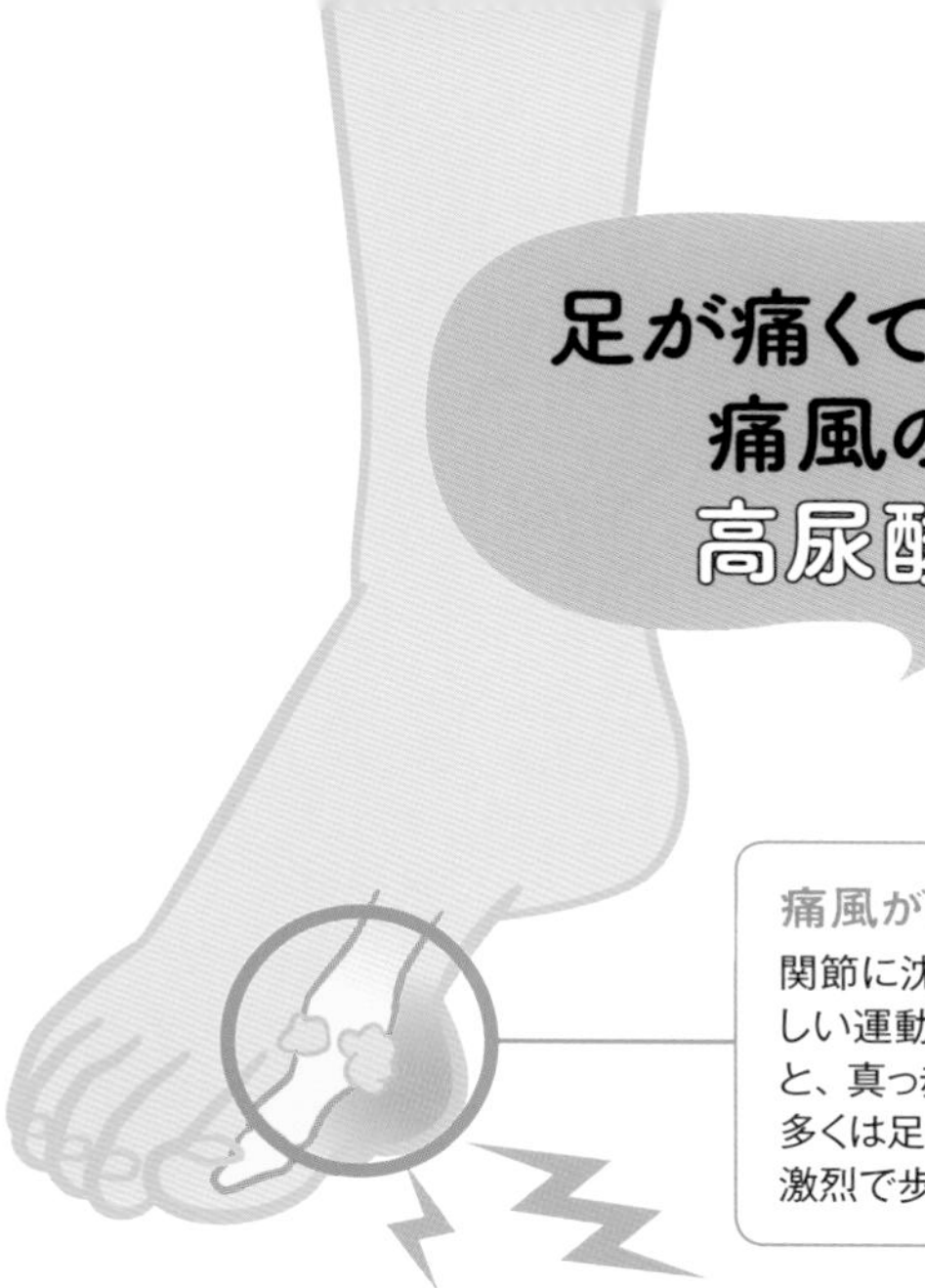

痛風が起きやすいのは足親指

関節に沈着した尿酸の結晶が温度低下や激しい運動などによってはがれて炎症を起こすと、真っ赤に腫れ上がる。最初の痛風発作の多くは足の親指の根元に起こる。その痛みは激烈で歩けなくなるほど。

ります。

高尿酸血症は、食べ過ぎや飲み過ぎる習慣がある30~50代男性に多く、女性は女性ホルモンの恩恵を受けて尿酸値をコントロールできていますが、**閉経後は尿酸が体外に排出されにくくなり、痛風リスクが高まるので注意が必要です。**また、高尿酸血症は、高血圧や糖尿病のリスクを高めるため、尿酸値の異常がわかったら、治療をお勧めします。尿酸値が上昇しないようコントロールする薬物療法が確立しています。また、レバーやたらこなどプリン体を多く含む食品を減らし、アルコール摂取を減らす食事療法も重要です。

私たちが特に問題視しているのは、糖尿病です。こちらは足に痛みではなく、逆に感覚がなくなるからです。詳しく解説していきましょう。

無自覚に合併症が起きる糖尿病の怖さ

太い血管、細い血管に障害が起きる

糖尿病は、血糖値の上昇を抑えるインスリンというホルモンの不足や働きの低下によって、血糖値が高い状態が続く病気です。糖尿病の恐ろしさは、**気がつかないうちに全身の合併症が進んでいくこと**です。

血糖値を下げられず、血液中に糖がだぶつくと、血液中のたんぱく質と糖が結びついて「糖化」が起きます。糖化によって生じるＡＧＥ（終末糖化産物）は血管壁を硬くもろくしたり、炎症を起こしたりします。その結果、正常な血管機能を果たせなくなり、あちこちの臓器に合併症を引き起こすのです。**太い血管、細い血管が障害され、脳や心臓、目や腎臓など全身で合併症が起きます。**

これら合併症を将来的に引き起こす可能性が高い、という根拠から定められているのが、健診のときなどに示される空腹時血糖値１２６mg／dL以上、ＨｂＡ１ｃ《ヘモグロビンエーワンシー》６・５％以上という数値です。この基準値をオーバーしたら、今はなんともなくても20年、30年先に合併症を起こす可能性が高い、と自覚しなければなりません。

足に感覚がなくなり 傷に気づきにくい 糖尿病

血糖値が高い状態が続くと、無症状のうちに合併症が進行する。足に起こる合併症が「糖尿病足病変」。痛みを感じないため傷が治癒せず潰瘍や壊疽となり、下肢切断に至るリスクも。

糖尿病の合併症が起きやすい部位

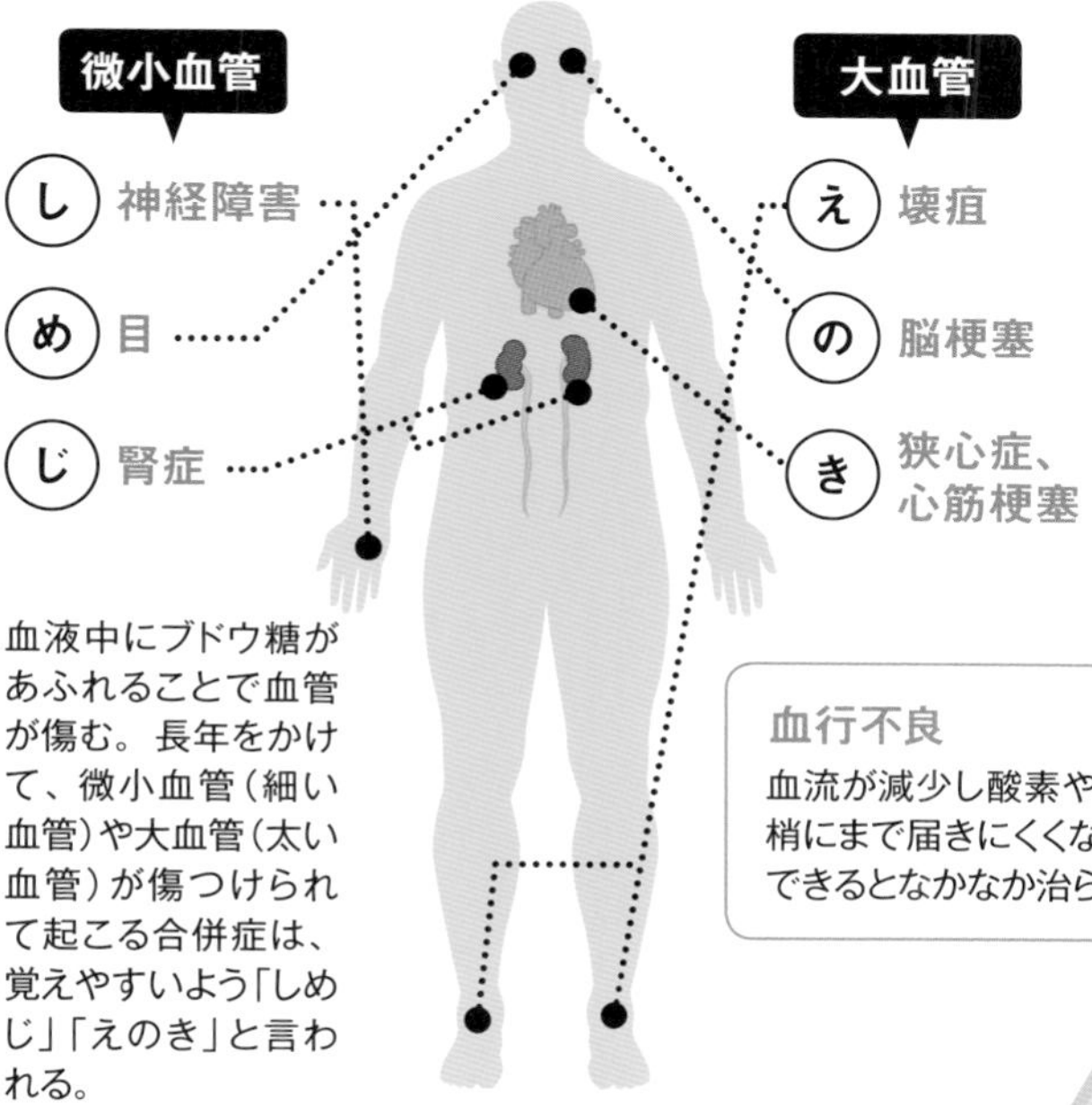

血液中にブドウ糖があふれることで血管が傷む。長年をかけて、微小血管（細い血管）や大血管（太い血管）が傷つけられて起こる合併症は、覚えやすいよう「しめじ」「えのき」と言われる。

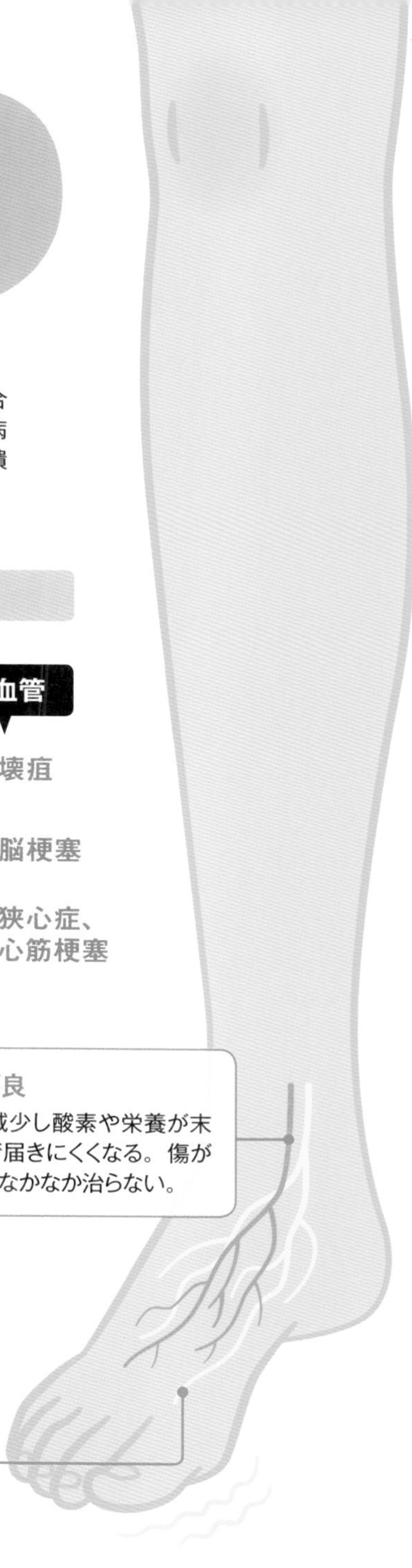
血行不良
血流が減少し酸素や栄養が末梢にまで届きにくくなる。傷ができるとなかなか治らない。
神経障害
神経が障害され感覚が鈍くなり、傷を負っても気づかず、細菌感染を起こしやすくなる。

やけどの痛みも、水虫のかゆみも気づかない

糖尿病の人が家族なら、足の観察は特に大事

糖尿病の合併症として足に起こるのが、「糖尿病足病変《あしびょうへん》」です。

主に、**神経と血管の働きに問題が起きます。**神経障害では、**足の感覚が鈍くなり、けがや火傷をしてもまるで気づきません。**血行障害によって傷を修復する免疫が正常に働かなくなり、細菌感染を起こしやすくなります。このため、小さな傷が潰瘍（皮膚深部まで及ぶ組織の欠損）や壊疽《えそ》（皮膚や筋肉などの組織が壊死し、黒色や黄色に変化する）に進行し、ときには足を切断しなければならない事態となってしまいます。

糖尿病足病変は下肢切断率が高く、再発率も高いため、それに至らないよう**血糖コントロールをすることが大切です。**

なお、痛みだけではなく、水虫に感染してもかゆみを感じません。糖尿病の人が水虫を放置していると、水虫によって破壊された皮膚のバリアから細菌が侵入して、真皮や脂肪などの皮下組織に感染を起こす蜂窩織炎《ほうかしきえん》という細菌感染に至ることもあります。これは通常、感染した部位が真っ赤に腫れて痛くなったり、高熱が出たりしますが、

糖尿病の人の場合、その症状も出てきません。しかし、細菌は皮膚の奥に侵入すればするほど、体に大きなトラブルを起こします。

痛みを感じなくなると、知らないうちに重症化していきます。そしてもし細菌が筋膜まで行ってしまった場合、感染部位を広い範囲で切開しないと生命の危機にまでつながります。

糖尿病の人は水虫のリスクが高いなど、実は糖尿病と水虫は、密接な関係にあります。だから、家族に糖尿病の人がいるなら、水虫対策（P80）はしっかりしてください。そして、自分の足も、同居している家族の足も、積極的にチェックしていくことが大切です。せめて、親指だけでも水虫になっていないかを確認し、糖尿病の人に神経障害がないかどうかというのも、親指に触れて確かめてください。

ところで、なぜ手ではなく、足に症状が出るのかと疑問に思う方がいます。

足先は、頭や心臓から最も遠いため、血管や神経が障害されやすく、糖による影響を受けやすいからのようです。糖尿病足病変で入院する患者は背が高く、脚の長い男性が多い印象があります。

筋肉もアキレス腱も硬くなる糖尿病

血糖コントロールには便利な機器も

高血糖を指摘されたら、糖質やカロリーに偏りすぎない食事をするなどの食事改善が重要です。その助けになる一つが、**痛みなしに24時間、2週間の血糖を測定できる機器です。**朝食を抜くと昼食後の血糖値が高くなりやすくなるなど、食事と血糖値の関係が一目瞭然なのがメリットです。

肥満がある場合、体重を落とすために歩くことも重要です。ただ、通常、傷や巻き爪、外反母趾などがあると、痛いから歩かないのですが、足の感覚が鈍っていると、そのまま歩いてしまい、どんどん足の病変が悪化していきます。合併症の網膜症で視力が低下し、爪を切るのがおっくうになったり、肥満や体の硬さから足を見る機会が減る方も多いのが実情です。足の症状が悪化している人ほど、恥ずかしさもあり、診療時に足を見せるのをためらいがちです。本人が気づきにくいからこそ、家族が糖尿病なら足を日常的に見てください。また、**糖尿病だと、筋肉やアキレス腱も硬くなりやすいので**、「アキレス腱伸ばし」(P22)はしっかりと行ってください。

家族が糖尿病なら足はしっかりチェック

あなた自身はもちろん、親やパートナーが「血糖値に要注意」といわれているなら、こまめに足をチェックしよう。足病変が進行していても、感覚が鈍くなっているため、本人は気づきにくい。また、血行障害が起きると、足に毛が生えにくくなる。

CHECK!

- □ 爪が分厚く、割れやすかったり変な方向に伸びてない?
- □ 水虫で足裏がカサカサしていない?
- □ 治りにくい傷やタコ、魚の目はない?
- □ 足指や足首の変形はない?
- □ 毛が生えなくなっていない?
- □ 親指を触って、感覚があるかどうか確認

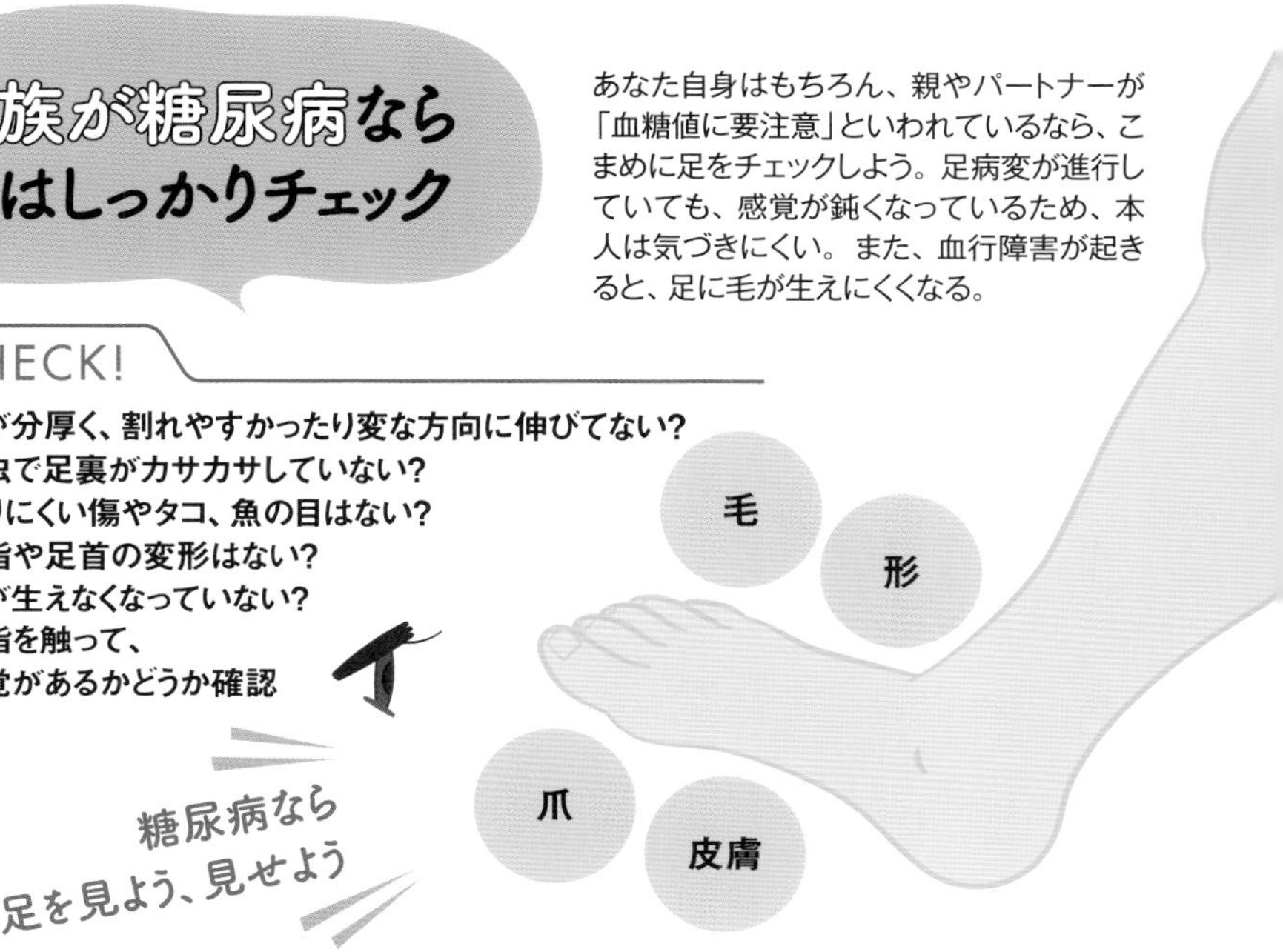

24時間血糖測定で傾向がつかみやすい

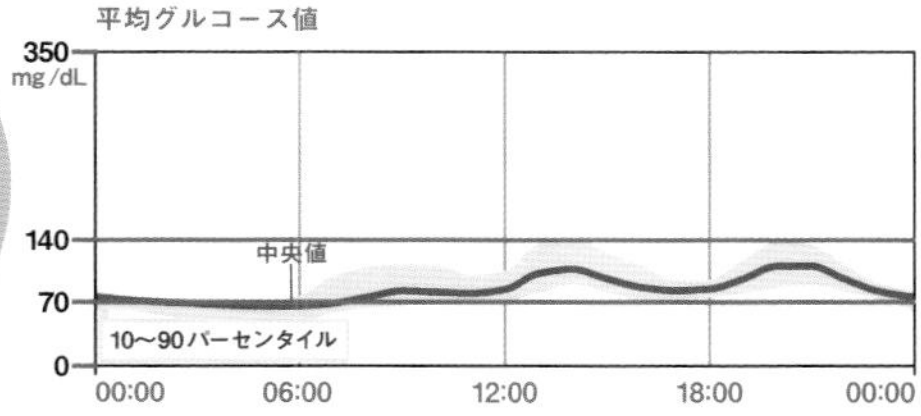

血糖値を自分で測定できる「Free Styleリブレ」。上腕部に500円玉大のセンサーをつけると、24時間いつでも血糖値を測定できる。本体(リーダー)を服の上からかざすと数値が表示される。糖尿病患者を対象に保険適用。

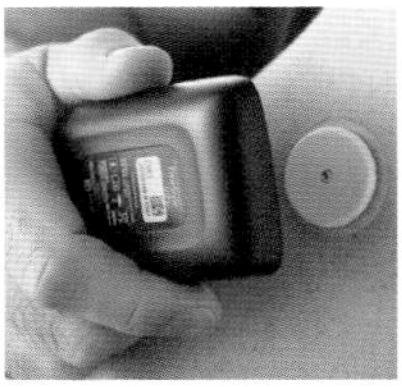

センサーに本体をかざすと血糖値が表示。時系列のデータはPC画面に表示もできる(上図)。健康な人の場合、食事をすると血糖値が上昇するが、正常値に戻り安定する。糖尿病では上昇した血糖値が下がりにくい状態が長時間続く。

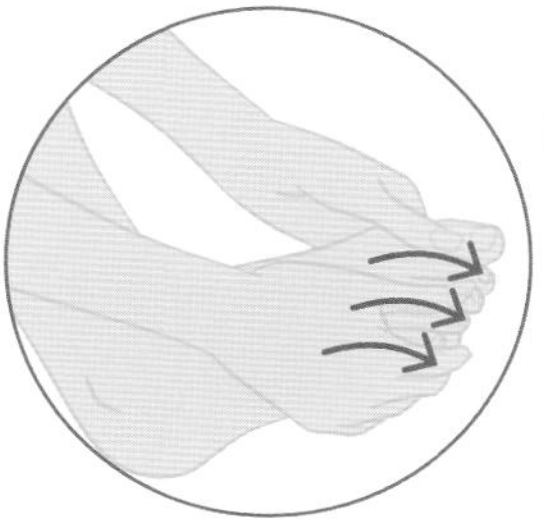

足の甲をよく伸ばして

糖尿病だと、筋肉やアキレス腱が硬くなり、その結果、足指も縮こまりやすい。足の甲を両手で伸ばしながら、指先までマッサージ。ゆっくりと丁寧にほぐそう。

手だけじゃない、早期発見がカギ
続く足の痛みは関節リウマチの可能性も

高尿酸血症や糖尿病は男性に多いですが、逆に女性に多いのが関節リウマチです。関節リウマチとは、免疫機能の異常で、関節が腫れ、痛みが出る病気で、最初に気づく症状として、朝の手のこわばりが有名です。しかし、足に痛みが起こることも少なくありません。

外反母趾や足底腱膜炎などでは、歩いたときなどに痛みますが、関節リウマチの症状が足に出ている場合、寝ていても痛みが出ます。**1～2週間、足首や足の甲、足の指などに痛みが続く場合、要注意です。**このほか、手でも足でも、**同時に両側の同じ部位に起こるこ**

関節リウマチの症状が出やすい関節

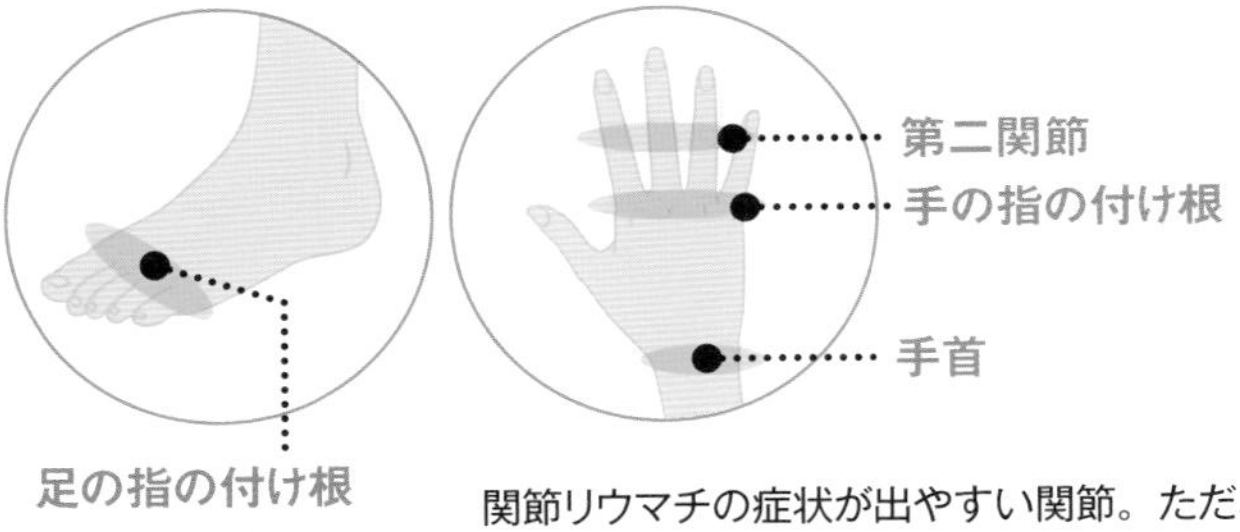

関節リウマチの症状が出やすい関節。ただ、医師が用いる関節リウマチの評価法では、足の関節は評価項目としては入っていない。

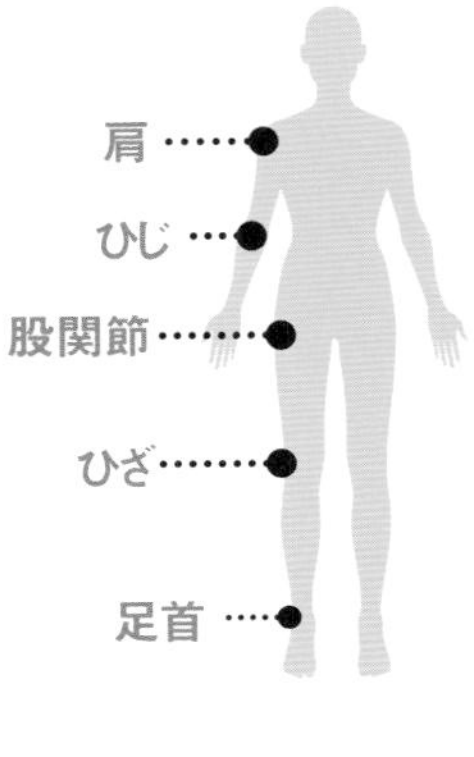

とも特徴です。

関節リウマチは、悪化すると、骨・軟骨・腱まで影響が及び、関節が変形したり、動きが悪くなったりしますが、治療薬が飛躍的に進歩し、早期に発見すれば、骨の破壊（びらん）や関節の変形にまで至ることは少なくなってきました。また、これまではゆるやかに進行すると考えられていましたが、特に、**発症初期にぐっと悪くなることがわかってきたため、早期に見つけて早期に治療することが重要と考えられるようになりました。**

足の場合、靴を履くうえ、体重がかかるため、炎症がおさまっていない状態で足を動かすと、関節の変形が進行しやすいのです。そこで下北沢病院では、靴やインソールもアドバイスしています。

関節リウマチのメカニズム

関節は滑膜（かつまく）という薄い膜で包まれていて、そのなかは滑液（かつえき）という粘度の高い液体で満たされている。この滑膜が炎症を起こし、増殖し、滑液が増えるのが初期の病状。そのため、関節が腫れて痛みやこわばりなどが出る。滑膜の炎症は初期から骨や軟骨、腱にダメージを与え、ひどくなると変形の原因になる。そうなると、関節が動きづらくなる。

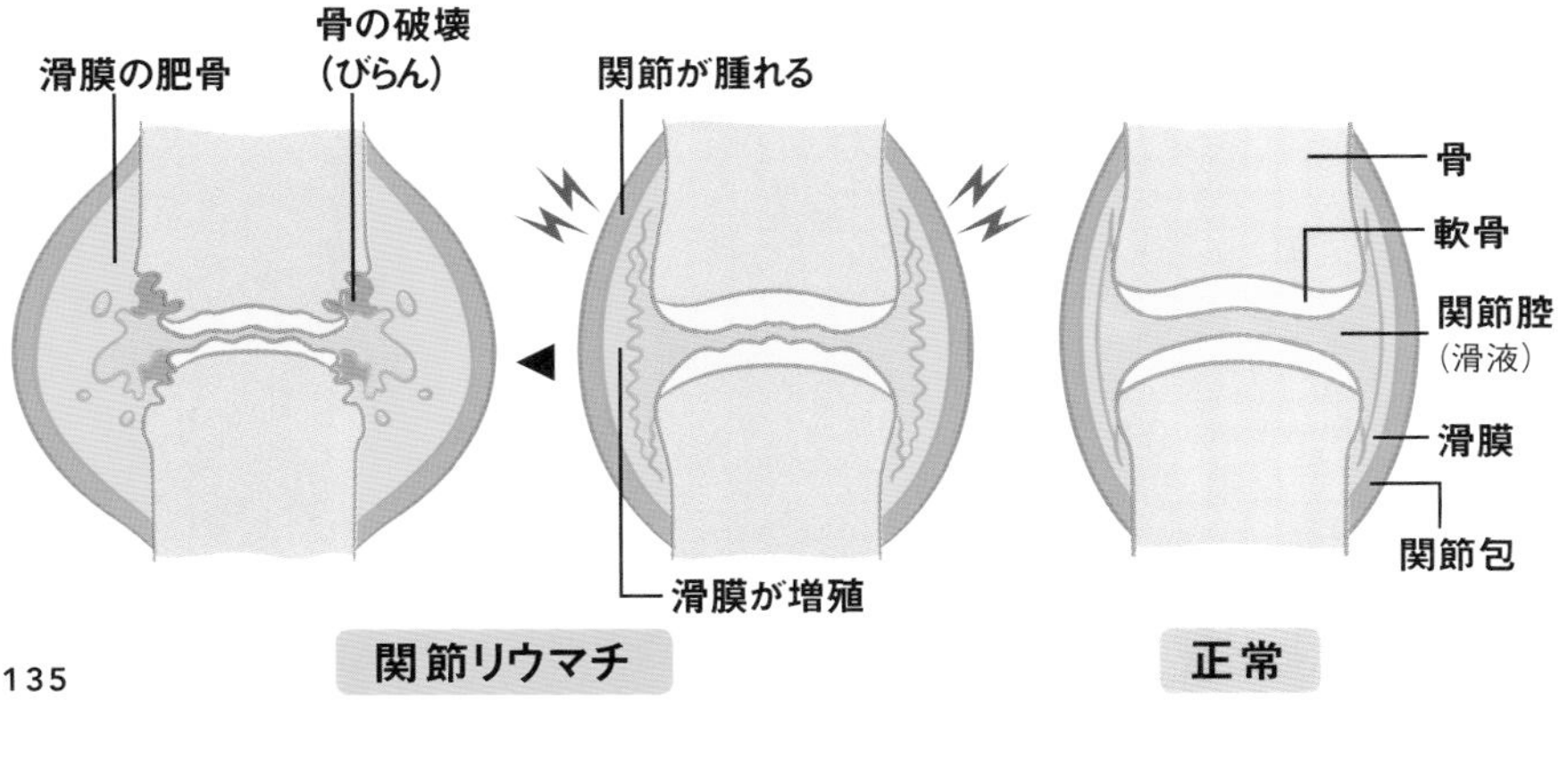

水虫、巻き爪、外反母趾、足底腱膜炎、下肢静脈瘤……

主な病気の対処法、治療法

これまで紹介した主な足の病気の予防〜治療までを整理してまとめました。

市販薬を使う前に受診を

水虫

予防（→P80）

- スポーツクラブなど、裸足で歩く場所に行った場合、足を24時間以内に洗う。

治療

- 塗り薬もしくはのみ薬。
- 水虫のタイプによって異なる

水虫かなと思ったら、いきなり市販薬を使わず、まずは皮膚科を受診してください。医師が角質を採取して顕微鏡検査を行い、白癬菌《はくせんきん》の有無で、水虫かどうか診断します（P80）。

足指の間がジュクジュクする趾間《しかん》型、ぷつぷつが全体にできる小水疱《しょうすいほう》型、足裏がカサカサになる角質増殖型の3つの足白癬、そして最も厄介な爪白癬……この4タイプのうち、どれなのかを判断します。

皮膚科では、上記のような薬を処方します。

最も患者数が多い趾間型や、小水疱型の治療には

水虫の薬

爪白癬の薬

のみ薬 爪白癬は塗り薬の効果が弱く、のみ薬が一般的。費用・効果などの面からラミシールが最も一般的で、イトリゾールは併用できない薬が多い。ただし爪白癬の原因がカンジダというカビの場合、ラミシールの効果が弱いので、ネイリンやイトリゾールを使う。

一般名	商品名
テルビナフィン塩酸塩	ラミシールなど
イトラコナゾール	イトリゾールなど
ホスラブコナゾール L-リシンエタノール付加物	ネイリン

塗り薬 爪白癬の塗り薬は、爪表面の傷口などから起こる表在性白色爪真菌症（SWO）にしか効かない。

一般名	商品名
ルリコナゾール	ルコナック
エフィナコナゾール	クレナフィン

足白癬の主な薬

塗り薬 通常、抗真菌剤の塗り薬を使うが、びらん、潰瘍などがあるときは、まずステロイドで炎症をとる。塗布範囲は症状が出ている部分だけでなく、足の甲以外全部となる。

一般名	商品名
テルビナフィン塩酸塩	ラミシールなど
ルリコナゾール	ルリコン
ラノコナゾール	アスタットなど
リラナフタート	ゼフナート
アモロルフィン塩酸塩	ペキロン
ブテナフィン塩酸塩	ボレー、 メンタックスなど

主に塗り薬が使われます。

しかし、皮膚表面の角質が厚くなる角質増殖型と、爪の〝中〟に白癬菌が入り込んだ爪白癬の場合、塗り薬では有効成分が奥まで届かないため、のみ薬で治療します。現在、最も使用されているのは、テルビナフィン塩酸塩（ラミシール）というのみ薬です。

自分の水虫があまり気にならなくても、家族に糖尿病の人がいる場合は要注意です。うつさないために、しっかり治療してください。

軽度ならワイヤーで

巻き爪

予防（→P64）

- 正しい爪切り
- 歩くときは、親指をしっかり使って蹴り出すこと。
- 痛みがわずかなら、テーピングや市販のグッズでケア
- フットケアサロンで相談するのも手

治療

ワイヤー法やガター法などの処置。
重症の場合は外科手術も

巻き爪や陥入爪は、軽症で痛みもない場合は、自分でテーピングをしてケアをしていくことも可能です（P71）。痛みがわずかなら、市販のグッズを使って自分で爪と皮膚の間に糸を挟み、ケアすることもできます。

このほかフットケアサロンなどで足指の爪に器具を装着してもらい、巻き爪矯正をする方法もあります。

医療機関で治療を受けるのなら、ワイヤー法という手段もあります。ワイヤー法は、爪の先端に2つの穴を開け、形状記憶合金のワイヤーを装着する「超弾性ワイヤー」と爪の根元の両端にワイヤーを引っかけ、専用のフックで巻き上げて固定する「VHO」の2種類があります。麻酔をすれば、ガター法という、爪の下に柔らかいチューブを入れて、爪を浮かす方法もあります。

しかし痛みも感染もあって重症の場合は、「フェノール法」や外科手術を選ばざるを得なくなります。感染が非常に強い場合は、「フェノール法」で局所麻酔を行い、まず食い込んだ爪を根元から除去します。そしてその爪の根元をフェノールという薬品で焼き、爪がそのあと生えてこないようにします。

主な治療法

軽症

広げる

テーピング

セルフケアで対応可

爪が食い込んでいる部分から皮膚を離すようにテープを巻き、巻き爪の進行を食い止める。詳しくは71ページ。

巻き爪矯正器具

特殊なプラスチック器具を爪に装着する「ペディグラス」（写真）や、チタン製の板を爪表面に貼って、板の張力で爪を引き上げていく「オニクリップ」など。フットケアサロンなどで対応可能。

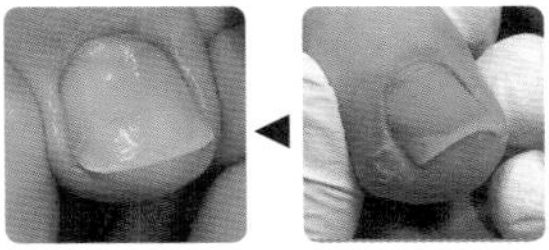

ワイヤー法

爪の先端に2つの穴をドリルで開け、形状記憶合金のワイヤーを装着する「超弾性ワイヤー」（写真）、爪の根元の両端にワイヤーを引っかけ、専用フックで巻き上げ固定する「VHO」が、医療機関での一般的なワイヤー法。

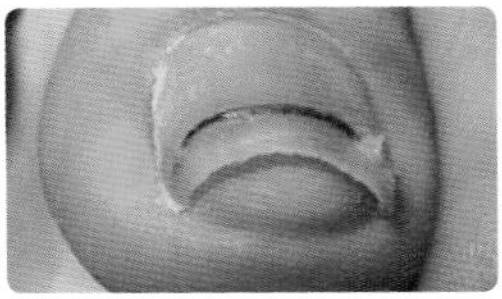

持ち上げる

グッズなどで糸を挟む

爪と皮膚の間に糸などを挟んで爪を持ち上げる。詳しくは71ページ。

コットンパッキング

痛みがあっても膿んでいないのであれば、皮膚に食い込んでいる爪の下にこより状にしたコットンを挟む。さらに医療用の瞬間接着剤で爪に固着させるという方法もある。

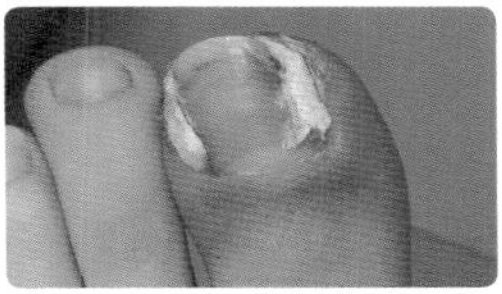

ガター法

局所麻酔をして、皮膚に食い込んでいる爪の下に柔らかいチューブを入れ、チューブを医療用の瞬間接着剤やナイロン糸で固定して爪を浮かせる。皮膚の腫れが引き、痛みがなくなるまでは抗生物質の内服なども併用する。

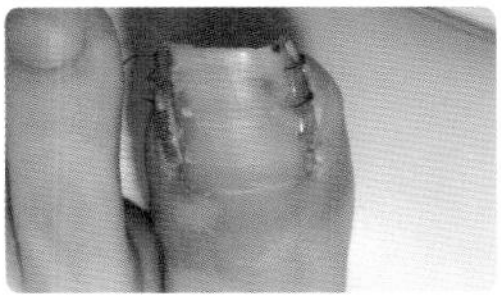

フェノール法

痛みも感染も強い場合に行われる方法。皮膚に食い込んでいる爪を部分的に根元から除去し、フェノールという薬品で根元を焼き、そのあと爪が生えてこないようにする。

外科手術

皮膚に食い込んでいる爪を部分的に根元から除去する。そのあとは、残った爪の下に皮膚が入り込むように縫合してしまう「鬼塚法」といった治療法などがある。

重症

写真はペディグラスのみ、東京巻き爪補正より提供。

体操＋インソールを

外反母趾

予防（→P72）

- アキレス腱伸ばし（→P22）
- アーチを保つ体操（→P40）
- 足指ストレッチ（→P78）

治療

- 医療用インソール
- 手術

手術の場合

手術後　手術前

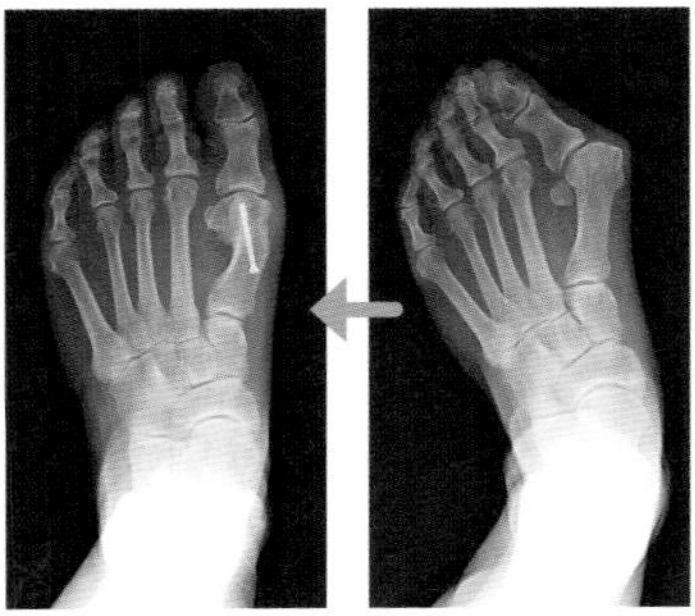

足の付け根の出っ張りのもとである第1中足骨を途中で切断し、出っ張りが出ないように骨をずらして固定する術式。外反母趾の手術は8割がこの方法。

外反母趾は、変形が軽度で痛みなどもなければ、アキレス腱伸ばしに加え、アーチを保つ体操や足指のストレッチを行うことで、進行を予防できます。ただ、足指の変形が進行し、日常生活にも支障をきたすようなら、医療機関へ相談してください。

下北沢病院ではほとんどの場合、まずインソールを検討します。外反母趾の進行に伴って、足にかかる体重の分布などが変わってくると、足のバランスはどんどん悪くなります。それを食い止め、足のアーチを整えて足にかかる負担を軽減していくためにインソールは役立ちます。インソールを使ったとしても、進行を防ぐために、体操の継続は大切です。

P73に外反母趾の診断基準を掲載していますが、足の変形が重度になり、インソールなどで改善が望めない場合は、上記のような手術を検討することもあります。

まずはアキレス腱伸ばし

足底腱膜炎

予防

- アキレス腱伸ばし（→P22）
- 足裏マッサージ（→P41）
- かかとをつくときに痛い人は衝撃吸収性の高い履物を

治療

医療用インソール
ステロイド注射
体外衝撃波治療

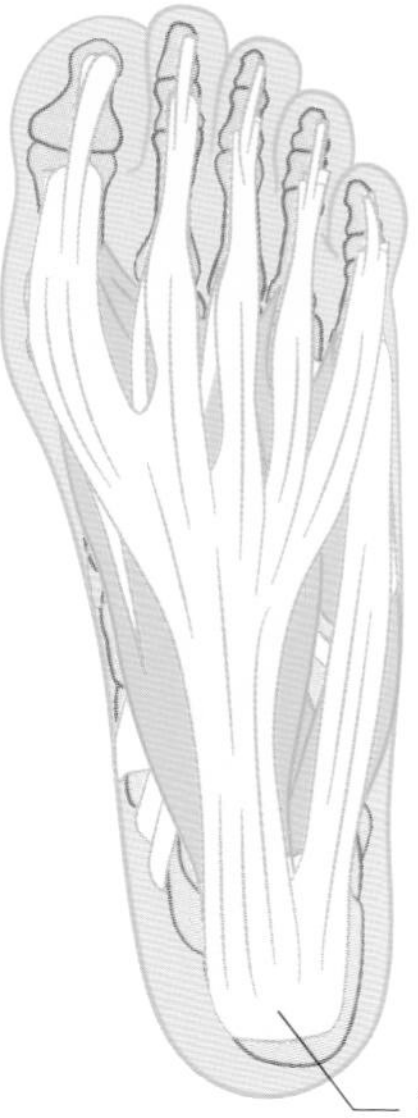

歩行の際に、アーチは柔らかく沈み込んだり、戻ったりしますが、その役割を担っているのが足底腱膜です。足底腱膜炎は、その炎症と組織の損傷によるものです。アーチが沈み込んで、足底腱膜が伸びるときに引っ張られて痛みを感じる場合と、かかとをつくときに痛い場合があります。

アキレス腱伸ばし、そして足裏のマッサージで足底腱膜を伸ばすことが大切です。治療では、その運動指導とインソールで7割改善します。3〜4カ月痛みが続く場合は、ステロイド注射により痛みをとる対症療法がありますが、腱膜の質を落とすリスクがあるので、あまりお勧めしていません。良くならない場合、体外衝撃波を利用した治療を行うことも。足底腱膜を部分的に切除するような手術もありますが、基本はインソールと運動療法を早期の段階で行うことが重要です。

4段階の治療

下肢静脈瘤

予防（→P100）

- セルフケア（→P104）

治療

- 圧迫療法（弾性ストッキング）
- 硬化療法
- 血管内焼却術（レーザー治療など）
- ストリッピング術

主な治療法

圧迫療法 弾性ストッキングや弾性包帯を履いて、脚の静脈の血液のうっ滞を改善し、脚の重だるさ、むくみなどの症状を軽減する。

硬化療法 硬化剤を用いて、問題となっている静脈をふさぐ。外来で10～20分程度でできる処置だが、広範囲の場合は数回に分けて行うことも。

手　術

血管内焼却術（レーザー治療など） 最近増えてきた治療法。血管にカテーテルを入れて、内側から血管を焼いてふさぐ。術後の痛みも小さく、効果も高いが、瘤が大きい場合は難しい。局所麻酔。

ストリッピング術 麻酔を使用し、弁が壊れた静脈をストリッパーという静脈抜去用のワイヤーで抜去する方法。比較的大きな静脈瘤が対象。

静脈にある弁が壊れ、血液が一部にたまって、コブのようになる「下肢静脈瘤」。これには段階があり、くもの巣状のもやもやした血管が見えた状態が最も軽度です（P101）。

医療機関では、主に4つの治療法があります。圧迫療法は、医療用弾性ストッキングが代表的です。弾性ストッキングとは、一般のストッキングより締め付けが強く、足首からふくらはぎにかけて圧が弱くなっており、その設計によって、静脈の血流を促します。

次に、硬化剤を注射で血管の静脈瘤の部分に入れ、上から圧迫することで、その血管をふさぐ硬化療法があります。このほか、レーザー治療に代表される血管内焼却術や、古くからあるストリッピング術など手術もありますが、手術は痛みや皮膚炎、潰瘍など症状がある人のみに行います。

こんな悩みはどうすべき？

モートン病

足の指の付け根部分の神経が膨らんだもの（神経腫）。足の中指と薬指の間にできることが多く、痛みや焼けるような感覚、しびれがあります。インソールで対応。痛みが強い場合はステロイドの注射で鎮めることも。ひどい場合は神経腫の切除が必要になる。

ハンマートゥ／クロートゥ／マレットトゥ

足指の変形のことで、それぞれ変形の形が異なる。靴によって指が曲がっていたり、扁平足、足の内在筋のアンバランスなどにより、足が不安定だと足の指が踏ん張ってしまう。こういう状態のまま歩くと、関節が硬くなり、このまま固着してしまう。指先にタコができたり、爪が分厚くなったりする。軽度なら、インソールで対応できる。

内反小趾

内反小趾とは、足の小指（小趾）が内側に傾き、付け根が出っ張ってしまう状態。ただ小指は親指に比べて柔軟なので、症状として固着化はしにくい。靴に当たって痛いときは、つま先部分が広い靴にして刺激を避ける。

ねんざの後遺症

足首を不自然な形でひねることによって起きるねんざ。痛みがとれたら治ったと思いがちだが、ねんざで靭帯がゆるむと、そのゆるみはもとには戻らない。過去にねんざをして、加齢とともに痛みがでてくる場合があります。その場合、靴やインソールなどで対応したり、ひどい場合は靭帯を修復するなどの手術が必要になる。

脚がつる、こむら返り

Q4（P148）を参照。

強剛母趾、制限母趾

強剛母趾は親指の関節が変形し、痛くて反らせなくなること。足病医学では、その手前の制限母趾という概念もある。制限母趾はインソールで対応するが、強剛母趾だと骨の変形なので手術となることも多い。

健康Q&A

10の足の悩みに、足の専門医たちが回答!

下北沢病院の医師たちが、一般の方が持っている10の足の悩みについて回答しました。

足の爪が変色している

Q1

足の爪が、黄色というか、茶色っぽくなり、恥ずかしくて夏場はサンダルも履けず、ずっと靴下を履いていました。栄養不足でしょうか。また、爪水虫かなとも思いました。（40代女性）

A

爪は、栄養状態が反映されるところです。貧血によって爪がもろくなったり、凹んだりすることもあります。とはいえ、何らかの病気があったり、極端なダイエットでもしていない限り、現代社会で栄養不足になることは考えにくいと思います。また、加齢によって、爪が黄色みを帯びてくることもあります。

爪水虫の可能性もあります。爪水虫は、医学的には爪白癬《つめはくせん》といいますが、足の爪の色に変化が現れます。爪水虫には細かくは、4つのタイプがあります。色だけで見ると、こういった違いがあります。

①**遠位型** ＝ 爪の先端が白く濁り、分厚くなってい

くもの。最も多いタイプ。

②**表在型**＝爪の表面が、点状あるいは斑状に白くなるもの。

③**近位型**＝爪の根元から白く濁り、分厚くなる。

④**全異栄養型**＝爪全体が分厚く、白濁するもの。

上記の3つの症状が進んだ最終形。

白く濁るといっても、黄色や茶色っぽく見えることもあります。いずれも加齢によって爪が分厚くなったり、濁ったりした場合と見分けが難しいことがしばしばです。このような症状が見られる場合は、必ず皮膚科を受診してください。普通の水虫と違って爪の水虫は塗り薬ではなかなか良くならず、のみ薬で治療するのが一般的です。再発率も非常に高いのが特徴です。

足に力が入らず、足の指にしびれもある

Q2

ここ数年、下半身が重く、足に力が入りません。以前は歩くことが好きだったのですが、今では歩くのがつらいときも。足の指の付け根から指先にかけてしびれが出るほか、腰痛もあります。何が原因でしょうか。（70代男性）

A

まず思い当たるのが、「間《かん》欠《けつ》性《せい》跛《は》行《こう》」です。歩行に伴って、下肢（脚の付け根から足先にかけての部分）に重だるさが起こり、座って休むと改善するのが特徴です。この間欠性跛行は、動脈

硬化が原因となることもあります。

老化とともに血管の壁が硬くなり、弾力性を失ってくるのが、動脈硬化です。動脈硬化は体中、どこにでも起こる可能性があります。心臓の血管・冠動脈に動脈硬化が起きて、血栓ができ、詰まるのが「心筋梗塞」。脳の血管が動脈硬化となり、動脈が血栓で詰まるのが「脳梗塞」です。そして、脚に起こる動脈硬化を、「下肢閉塞性動脈硬化症」といいます。

下肢閉塞性動脈硬化症は、脚の血管の動脈硬化により、血管が狭くなるなどして、脚の血液の流れが悪くなる病気です。足先まで栄養や酸素を送ることができなり、脚の冷えやしびれといった症状から始まり、歩行時にふくらはぎが痛くなる「間欠性跛行」が生じます。さらに進行すると、何もしていなくても足が痛んだり（安静時疼痛《とうつう》）、足に潰瘍や壊疽《えそ》を起こすこともあるので、早期から対処することが重要です。血圧が高く、動脈硬化が心配という方は、循環器科や血管外科を受診しましょう。

ただ、動脈硬化も鑑別の上で重要ではありますが、今回の相談者の方のように、足のしびれや腰痛がある場合、「腰部脊柱管狭窄症《ようぶせきちゅうかんきょうさくしょう》」の可能性が最も高いと思います。加齢や偏った動作によって、変形した椎間板（背骨を構成する一つひとつの骨の間にある軟骨組織）と、背骨や椎間関節から飛び出した骨などにより、神経が圧迫されて発症します。

この場合も、歩き出すと、太ももやひざから下にしびれや痛みが出て歩きづらくなります。腰椎MRI（磁気共鳴画像診断装置）によって診断ができますので、腰痛が気になる場合は、整形外科を受診されることをお勧めします。

下肢静脈瘤だけど弾性ストッキングが履けない

Q3

下肢静脈瘤がひどいです。医療用の弾性ストッキングを履くと良いそうですが、関節リウマチのため、手に力が入りにくく、弾性ストッキングを引っ張り上げることが困難です。何かできることはありますか。（60代女性）

A

まず、下肢静脈瘤についておさらいしましょう。血液を心臓に戻す役割をするのが静脈です。静脈内の血圧は動脈よりはるかに低いため、その薄く柔らかい壁の内側には、血液の逆流を防ぐ「静脈弁」が付いています。この弁が壊れて血液が一部にたまり、瘤《こぶ》のようになるのが、「下肢静脈瘤」です。

動脈では心臓のポンプ作用によって血液が送られますが、静脈では脚の筋肉のポンプ作用がその役割を果たします。しかし、座りっぱなし、立ちっぱなし、運動不足だと、血液がなかなか押し上げられず、だんだん血管にたまってくる。そして、静脈弁が壊れ、見た目にも血管が曲がりくねるように浮き上がった様子が目立つようになります。

弾性ストッキングは、軽度圧迫圧、弱圧、中圧、強圧、といろいろなタイプがあり、ふくらはぎの圧縮圧（ポンプ作用）を高め、静脈の血液が心臓に向かって流れるのをサポートします。しかし、弾性ストッキングを履くだけではポンプ作用は働かないのです。肝心なのは、脚をこまめに動かすことです。

弾性ストッキングを履くことができない場合も、ふくらはぎをしっかり動かすことによって効果は得られます。ふくらはぎのマッサージや、つま先を上下させる運動をこまめに行いましょう。

脚がつって激痛に。予防法や対処法は?

Q4

就寝中に脚がつることがよくあり、多くの場合、すねがつります。つりかけたときに、足をぶらぶらさせたり、痛い部分を揉んだりするうちに治ることもありますが、つってしまうと大変で、水を飲んだり、激痛に耐えているうちになんとか治ります。予防法や対処法を教えてください。(70代 男性)

A

脚がつるのは、医学用語では「有痛性筋けいれん」といいます。就寝中に足がつる人は50歳以上から増え始め、高齢になるほど増えていくという報告もあります。脚がつる原因には、(1)足の冷え、(2)脱水、(3)筋肉の疲労や硬さ、(4)下肢静脈瘤、(5)ミネラル(特にマグネシウム)の不足などがあります。

脚が冷えると血行が悪くなり、血管が収縮しやすくなります。脱水は、筋肉の収縮を招きます。筋肉の疲労や硬さ、下肢静脈瘤も、筋肉の血流を悪化させ、乳酸などの疲労物質の蓄積を促進し、けいれんを招きやすくします。食事中のマグネシウムの摂取量が不足すると、筋肉の細胞のイオンバランスが崩れます。これらはすべて筋肉をけいれんしやすくする要因となります。

（1）の足の冷えに対しては、レッグウオーマーの使用。（2）の脱水に対しては、寝る前に1杯の水を飲むこと。（3）の筋肉の疲労や硬さには、寝る前に「アキレス腱伸ばし」をしっかり行うことが有効です。（4）の下肢静脈瘤については、第4章を参照ください。（5）のマグネシウム不足には、マグネシウムが豊富な食材を意識して取り入れることが有効です。マグネシウムは、ヒジキ、ココア、ナッツ類、大豆、魚介類、チーズなどに多く含まれます。

また、日中に脚がむくんでいる人は、夜間寝ている間に、足から水分（リンパ液や血液）が移動する際に脚がつることが多い、といわれています。医療用の弾性ストッキングを日中に着用すると、慢性的なむくみを解消できるでしょう。

なお、つってしまったときの対処法として、漢方薬の「芍《しゃく》薬《やく》甘《かん》草《ぞう》湯《とう》」が即効性があります。水と一緒に、枕元に置いておくとよいかもしれません。

下肢静脈瘤があり、明け方に足がつる

Q5

下肢静脈瘤があるのですが、放置しても大丈夫でしょうか？ 寝ていると明け方にかなり強く脚がつったりすることがあります。

（80代男性）

A 下肢静脈瘤は、初期であれば症状はあまりありません。しかし、症状が進行してくると、静脈の逆流量が増え、下腿《かたい》（ひざから足首までの部分）の静脈圧が上昇し、脚のつり、痛み、かゆみなどの症状が出るようになります。

脚のつりが認められるということは、静脈の逆流量がだいぶ増えてきたことを意味し、悪化しているサインですので、そろそろ手術を検討されたほうがよいかもしれません。手術については、主治医の先生と相談なさってください。

糖尿病が心配。足にはどんな症状が起こる？

Q6 徐々に血糖値が上がっています。糖尿病になると、足を切断することもあると聞きました。どう予防すればいいですか。（50代男性）

A 糖尿病は、発症する前の予防が重要ですから、今から気を配られるのはとても良いことです。

糖尿病とは、血糖値を下げる唯一のホルモンであるインスリンの作用が不十分となり、血液中のブドウ糖濃度が慢性的に高い状態になる病気のことです。

わが国では、国民の4人に1人が糖尿病か、その予備群という時代になっていて、放置すると糖尿病でない人に比べておよそ10年、寿命が短くなるということもわかっています。また、糖尿病はがんや認知症のリスクとも強く関連します。

糖尿病は、初期においては症状がないことがほとんどですが、気がつかないうちに合併症が進んでいくのが怖いところ。糖尿病合併症は、いずれも、生活機能を大きく損なうものです。

血液中のブドウ糖の濃度が高いと血管に傷がつきます。毛細血管などの細い血管が傷ついて起こるのが、神経障害、目の網膜症、腎症。頭文字から「し・め・じ」といわれます。一方、動脈などの太い血管に傷がついて起こるのが、足の壊疽《えそ》、脳卒中、狭心症や心筋梗塞などの心臓病。頭文字から「え・の・き」と呼ばれます。

足の神経が障害される「糖尿病神経障害」、足の血管が障害される「末梢動脈疾患」があります。

神経障害では、足の感覚が低下したり、足や足指の形が変形することによって、足に傷ができやすくなり、潰瘍（真皮まで組織が欠損する）や壊疽（皮膚や筋肉の組織が壊死し、黒くなる）といった「糖尿病足病変《あしびょうへん》」へと進行します。また、末梢動脈疾患があると、傷ができたときに、大変治りにくくなります。

糖尿病足病変は、高い下肢切断率と再発率が特徴で、糖尿病患者の下肢切断率は健常者より15～40倍も高くなります。けがではない下肢の切断の70％は糖尿病患者に行われているのが実情で、その85％で足の潰瘍が先行していると報告されています。

診療現場では、末梢神経障害、末梢血管障害、足潰瘍があるか、足指の変形があるかといった症状をもとに、リスクに応じた定期的な足の観察を行います。糖尿病と診断されている方は、ぜひ診察室で靴を脱いで、足を診察してもらってください。

また糖尿病の予防、そして進行、合併症を防ぐためには、食事と運動をはじめとする生活習慣の改善が最も重要です。
運動の基本は、自分の足で体重を支えて動く、すなわち「歩くこと」です。しかし、すでに糖尿病になった方の場合は、注意が必要です。歩くことの要となる足に痛みがあったり、傷や巻き爪、合わない靴などによるトラブルが起こりやすくなります。さらには、糖尿病に伴う足の深い傷や壊疽など、足の異常が生じている場合は、運動療法を行うことがかえって足の壊疽を引き起こしたり悪化させたりする可能性がありますので、まず、かかりつけ医に相談をしてください。

足の親指の激痛は外反母趾が原因？

Q7

足の親指裏の付け根が突然痛くなり、歩けないほどに。ロキソニンを服用し、一晩寝たら治りました。これは以前もあったのですが、久しぶりでした。外反母趾が原因と思われますが、放置すると再発しますか？

（60代男性）

A 急激な痛みと、ロキソニンがよく効いたということから、痛風発作も考えられます。

その場合は足の親指が赤く腫れます。痛風発作では、足の親指の付け根以外に、足関節、足の甲、アキレス腱の付け根、ひざ関節、手の関節にも激痛が起こることがあります。血液検査によって診断が可能です。

すので、整形外科を受診することをお勧めします。外反母趾などの変形に伴って、突出した部分が痛むこともあります。いずれにしても、繰り返す場合は、受診して原因を突き止めることが大切です。

外反母趾は男性に比べ、女性が圧倒的に多いです。主に、親指の関節や、親指付け根の出っ張り部分に痛みが出ます。変形が強いと人差し指への負担も強くなるため、痛みを感じることもあります。

外反母趾の場合、足指ストレッチがお勧めです。親指が曲がってカチカチの状態にならないように、足指を動かす習慣を作りましょう。お風呂上がりや入浴中に行うと、習慣にしやすいでしょう。自分の足指の力だけで広げたり、手で補助しながら、すべての指と指の間を広げるのもお勧めです。

足指を動かす筋肉をほぐし、刺激することによって筋肉の訓練をするのです。外反母趾はもちろん、足の小指が内側に傾き、付け根が出っ張る「内反小趾」にも効果的です。

「ハイアーチ」で痛みが。靴をどう選べばいい？

Q8

足底腱膜炎と診断されていて、悪化はしていませんが、ときどき足裏に痛みがあります。「ハイアーチ」が原因の一つと言われたのですが、靴選びのポイントを教えてください。

（40代女性）

A 足底腱膜とは、足の指の付け根からかかとまで、足の裏に膜のように張っている靱帯《じんたい》様の組織。ここが痛むのが「足底腱膜炎」です。急性外傷として起こるのではなく、歩くときにかかる加重が積み重なり徐々に足底腱膜が痛んでいきます。

また、人間の足には、3つのアーチがあります。かかとと親指の付け根を結ぶ「内側の縦アーチ」、かかとと小指の付け根を結ぶ「外側の縦アーチ」、すべての指の付け根を結ぶ「横アーチ」。これらのアーチ構造がつながり合って働き、アーチが沈んだり強くなったりすることで、歩くときの衝撃吸収、強い蹴り出しが可能になります。

歩くときには、全体重を受け止めるためにアーチが沈みこんで衝撃を吸収します。そして、強い蹴り出しを行うために、アーチは再び強く、硬くなる。この繰り返しが行われているのです。足底腱膜は、アーチを調整する役割をしていて、アーチが沈みすぎても、沈まなすぎても、痛みやすくなります。

ハイアーチとは、アーチがもともと強く、盛り上がりすぎていて、加重してもアーチがうまく沈まない状態のこと。つまり、立った状態でもアーチが強く、土踏まずが高いのです。

ハイアーチによる足の障害の多くは、衝撃が吸収しきれずに、足の一部分に地面から押し返される力が繰り返しかかること。ですから、ソールなどに工夫が施されたクッション性の高い靴を選ぶことを推奨しています。反対に、最も良くないのは、バレエシューズなどのような底の薄いぺたんこ靴です。

足にかかる圧を分散するために、カスタムメイドのインソールを使用するのも良いと思います。足病医学では、アーチの問題は、インソールで矯正するのが基本的な考え方です。

足の裏が燃えるよう。砂利道を歩くような感触も

Q9

84歳の母が、「足の裏が燃えるように熱く感じ、じゃりじゃりした感触がある」と訴えています。触ってみた感じは特に異常はないのですが、見た目は、足の裏が紫っぽく、血色が悪く、むくんでいます。慢性的な腰痛や肺の疾患があり、あまり体を動かさないせいもあると思いますが…。

（50代女性）

A

足裏の、特に前部分の違和感は、よくある症状です。「砂利道を歩いているような」「足の裏に1枚紙が挟まっているような」「足の裏に水が入っているような」など、人により、さまざまな表現をされます。「足の裏に、何かついている」という方もいらっしゃいます。

この場合、病気が原因となっている場合と、そうではない場合に分類できます。まず、病気が原因になっている場合。脊《せき》柱《ちゅう》管《かん》狭《きょう》窄《さく》症《しょう》や椎間板ヘルニアなど、脊椎（背骨）の神経が圧迫されていることによるものや、閉塞性動脈硬化症などの血行不良によるもの、その他、脳梗塞、糖尿病、慢性腎不全、関節リウマチ、多発性神経炎など、さまざまな疾患が原因となってこのような症状が起こります。

相談者のお母さまは、慢性的な腰痛があるとのことなので、背骨の神経の圧迫による症状である可能性が考えられます。

それら以外では、神経系の生理的な老化、加齢と

ともに進行する動脈硬化による神経の血流障害、扁平足による足根管《そっこんかん》(内くるぶしの下を通り、足裏から足指に向かうトンネル。内側を神経、動脈が走っている)での神経の圧迫(足根管症候群)なども考えられます。単純に、加齢による変化によってしびれが生じている方も多いです。

また、足底のクッションとなっている脂肪が老化によって薄くなり、歩行の衝撃を受け止めきれずに、異常な感覚を訴える方もいらっしゃいます。このように、必ずしも原因となる疾患があるとは限らないので、精査が必要です。原因がわかれば症状が軽減する可能性もありますから、ぜひ診察を受けてみてください。

足の甲が腫れる

Q10

ここ数年、年に2～3回、足の甲の部分が赤く腫れて痛みます。歩けなくなることもありますが、1週間ほどで治ります。直近では、右足の甲が赤く腫れ、受診しましたが、レントゲンでは骨の異常はなし。1週間後、赤い腫れは消えたものの、痛む場所が足の甲から内側の土踏まずに移動し、我慢すれば歩ける程度になりました。原因は何でしょうか。

(70代男性)

A

実際にご本人の足を診察してみないとわからないのですが、扁平足によってリスフラン関節症など足の甲の関節部分に痛みが出ている可能性が考えられます。

かかとと親指の付け根を結ぶ、「内側の縦アーチ」が崩れるのが扁平足です。この内側の縦アーチは、加齢とともに落ちやすい部分でもあります。筋力が低下し、かかとの骨が内側に倒れてくると、内側の縦アーチが落ち、土踏まずの部分が低くなり、ひどい場合にはペタンと地面についてしまいます。

扁平足になると、外反母趾などの足の変形障害が起きやすいのはもちろん、足が疲れやすく、だるくなったりします。アーチが崩れているので、足を前に進める推進力が弱く、ペタンペタンと歩いてしまいます。足の甲にある関節にも過度な負担がかかるため、痛みが出やすくなります。

扁平足かどうかは、立った状態でレントゲンを撮ることで確認できます。また、レントゲンで骨折などの異常は発見されなくても、足のバランスが崩れることによって腫れや痛みが起こることはあります。扁平足の場合には、土踏まずやかかとといった足底腱膜の痛みが出る場合もあります。整形外科あるいは足の専門医に、診断を仰いでください。

セルフケアとしては、足裏をゆっくり反らし、足裏をもみほぐすのも良いでしょう（P41）。

「足の8020運動」関連商品と取り組み

「足から人生を支える」ことをコンセプトとする下北沢病院が「80歳で20分間キビキビと歩き続けるために、年齢に応じた施策を！」と警鐘を鳴らすべくスタートした啓発活動が「足の8020運動」。足病医学の知見を広く一般の方に役立ててもらいたいと考え、企業コンソーシアム「足の8020運動実行委員会」に協力している。そこで開発された商品と取り組みを紹介する（2023年3月現在）。

TELIC（テリック）

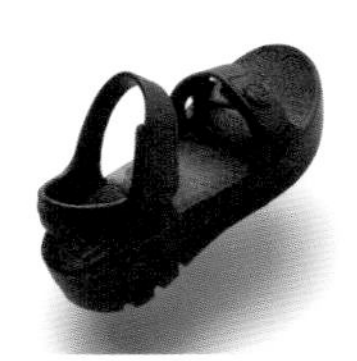
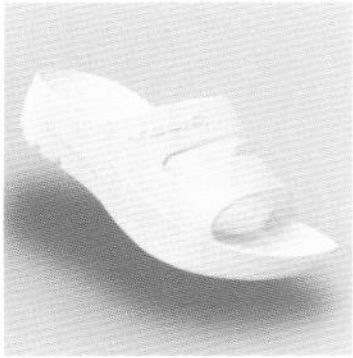

独自素材EVAを使用し、衝撃を吸収する設計で、足の関節への負担を軽減する。特徴は足のアーチ型を支えるカーブで、ホールド効果が高い。ANKLE-STRAP（左）は、バックストラップ付きなので、より足の固定がしやすい。右のW-STRAPはスライドタイプなので、素足でも靴下を履いた状態でも着用しやすい。　https://telic.jp/

アシックス

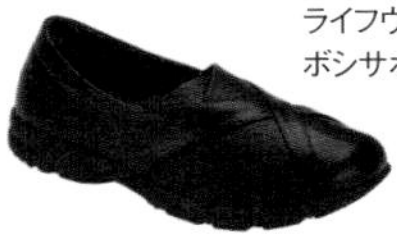

ライフウォーカー®
ボシサポート1（W）

アシックスが独自に設計した中敷は、母趾部分にあるドーム状のくぼみで関節運動が行いやすくなり、足本来の機能を生かした歩行をサポート。足の内側への過度な倒れ込みと土踏まず部のアーチ低下を抑制する効果があり、母趾にかかる負担を軽減してくれる。このほか、ゴムヒモ仕様のスリッポンタイプのウォーキングシューズもある。

三菱製紙

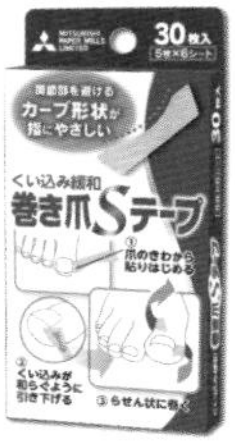

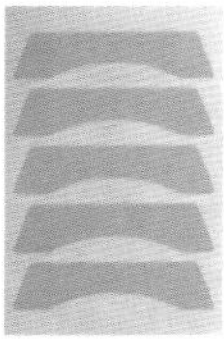

巻き爪Sテープ

巻き爪・陥入爪のテーピング法に用いるテープ。足指を刺激する爪の食い込みを和らげる。特殊形状設計により、関節を避けてテーピングでき、セルフケアに最適。適度な伸縮性のある基材と皮膚のかぶれに配慮した粘着剤を採用。

グンゼ

スタスタ足《アシ》スト

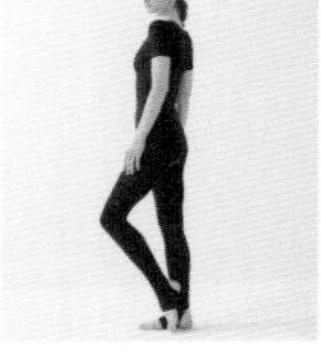
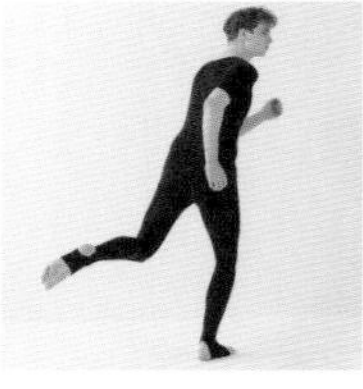

独自の歩行テーピング理論に基づき設計されたパワー部分が、筋・関節の動きを外側からアシストし、歩行中のふらつきを軽減するインナー。歩幅・歩行速度の向上を実現する。シームレスで高伸縮な素材を使用しているため、着心地よく、スタスタ歩きをサポートする。
（2023年9月販売開始予定）

小田急電鉄と「足と歩行」を切り口に「キッタウォーク」で街づくり

小田急電鉄がまちのコイン*を通し『歩きたくなるまち シモキタ』をテーマに活動する“キッタ”と、下北沢病院の“足の8020運動”の連動企画のスタンプラリー。下北沢の街を楽しく歩き、足の健康寿命を延ばすことを目的とし、2022年11月1日からスタート。1カ月間に下北沢地区周辺に設けられた全5コースを歩いて回る。コースは、足の8020運動でも推奨している約20分で歩ききれる長さ。期間内に全コースを達成すると、下北沢病院の入口に設置されている宝箱のカギの暗証番号を入手でき、参加者自身がその宝箱を開け、特典をゲットできる。

＊まちのコインとは…株式会社カヤックが提供する、ひと・まち・地球にうれしい体験で地域をつなげるコミュニティ通貨サービス。

著者紹介

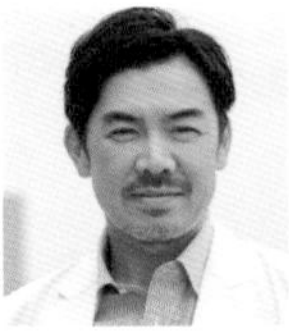

理事長
久道勝也
獨協医科大学卒業。順天堂大学皮膚科入局。ジョンズ・ホプキンス大学客員助教授などを経て、米国のポダイアトリー(足病医学)に注目し、アジア初の足専門の総合病院「下北沢病院」を設立。同院の理事長・医師、またロート製薬最高医学責任者(CMO)を兼務。日本皮膚科学会認定専門医、米国皮膚科学会上級会員。『死ぬまで歩きたい！―人生100年時代と足病医学』(大和書房)。

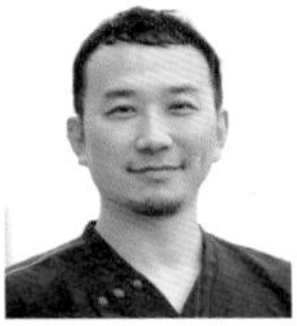

院長
菊池 守
大阪大学医学部卒業後、米国・ジョージタウン大学創傷治癒センターに留学し、ポダイアトリー(足病医学)に出合う。帰国後、佐賀大学医学部附属病院形成外科診療准教授を経て、現職。著書に『100歳までスタスタ歩ける足のつくり方』(アスコム)。

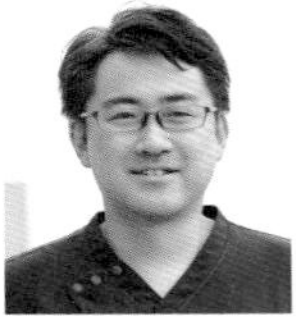

副院長
長﨑和仁
慶應義塾大学医学部卒業。国内の病院に勤務後、スタンフォード大学外科フェローとして渡米。帰国後、浜松日本赤十字病院外科部長・創傷ケアセンター勤務、さいたま市立病院血管外科医長を経て現職。日本血管外科学会血管内治療認定医。

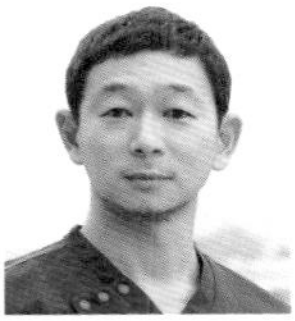

足病総合センター センター長
菊池恭太
北里大学医学部卒業後、北里大学病院整形外科助教に。その後、横浜総合病院整形外科医長、同院創傷ケアセンターなどを経て現職。日本整形外科学会整形外科専門医。身体障害者福祉法指定医。日本足の外科学会会員。日本下肢救済・足病学会評議員。

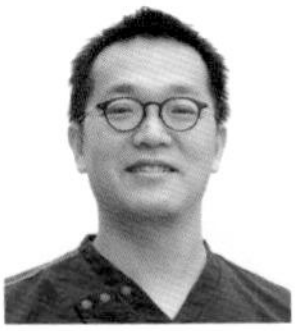

糖尿病センター センター長
富田益臣
東京慈恵会医科大学卒業。東京都済生会中央病院糖尿病・内分泌内科フットケア外来を経て、現職。日本糖尿病学会専門医、義肢装具等適合判定医。糖尿病による足病変の予防や治療に積極的に取り組む。

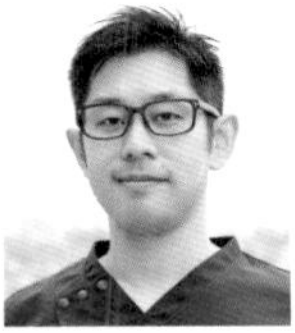

糖尿病センター
田邉谷徹也
札幌医科大学卒業。小樽市立病院リウマチ科、海老名総合病院糖尿病センター、済生会川口総合病院糖尿病・内分泌内科に勤務後、現職。リウマチ性疾患と糖尿病を専門的に診療。

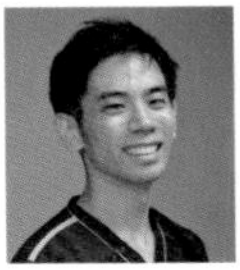

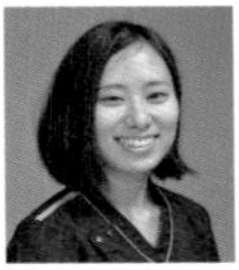

リハビリテーション科 理学療法士
武田直人
リハビリテーション科 理学療法士
関 希未

下北沢病院

東京・世田谷区にある、日本初で、日本唯一の「足」の総合病院。米国の足病医学を参考にしているのが特徴。足病総合センターと糖尿病センターがあり、足の病気と糖尿病を専門に診察している。むくみ外来、糖尿病足の傷外来、フットケア外来、リウマチ外来のほか、「足の見えるか検診」で、足の健康状態チェックも行う。

https://www.shimokitazawa-hp.or.jp/

本書は、『日経ヘルス』2019年4月号～2020年12月号と健康・医療情報サイト『日経グッデイ』に連載した「いつまでも歩けるための健足術」と『日経グッデイ』の健康Ｑ＆Ａの内容を加筆、再構成したものです。

"歩く力"を落とさない！
新しい「足」のトリセツ

2020年12月 7 日　初版第1刷発行
2023年 4 月 7 日　初版第11刷発行

著者	下北沢病院医師団
発行者	佐藤珠希
発行	株式会社日経BP
発売	株式会社日経BPマーケティング 〒105-8308　東京都港区虎ノ門4-3-12
構成・編集	日経ヘルス編集部（白澤淳子）
装丁	小口翔平＋阿部早紀子（tobufune）
本文デザイン・制作	梶 真絵、小山瑞江（エステム）
印刷・製本	図書印刷

ISBN 978-4-296-10834-3